하루 10분 스트레칭으로
군살 없는 몸매 만들기

아이바 히데나오 지음 | 김문정 옮김

아카데미북

머리말

보다 쉽고 건강하게 살을 뺄 수 있다!

그동안 나는 운동 선수들의 체력을 전문적으로 관리해 왔다. 나의 체력 관리 효과가 입증되면서 TV나 잡지 등에서 여러 가지 방식의 다이어트 기획에 관한 제의가 들어왔고, 그러한 제의는 매년 지속적으로 늘어나고 있는 추세다. 이런 현상은, 다이어트에 대한 인식이 단순하게 체중을 줄이는 것에서 건강하고 아름답게 몸매를 가꾸는 것으로 변해 가고 있음을 의미하기도 한다. 이런 변화에 따라 운동 선수의 체력 관리 이론을 바탕으로 평소에는 아무런 운동도 하지 않던 사람들도 쉽게 실천할 수 있도록 개발한 것이 바로 'BM 스트레치'이다. 이 운동은 TV 방송 등 매스컴에 소개되어 '과학적인 이론을 바탕으로 건강하게 살을 뺄 수 있다'는 호평을 받기도 했다.

과학이나 운동 생리학 등은 하루가 다르게 끊임없이 발전하고 있고, 필자 역시 보다 쉽고 건강하게 살을 뺄 수 있는 방법이 없는가를 거듭 연구하고 있다. 그 결과 새롭게 개발해 낸 것이 'BM 레지스턴스'와 'BM 매싱'이다.

'BM'이란 '보디 메인테넌스(Body Maintenance)'의 약자로서, 몸 상태를 최상으로 끌어올리고 그것을 유지하는 것, 즉 몸매 유지 관리이다. 여기서 제안하는 모든 운동은 대사량을 높이고 지방을 연소시켜 몸을 탄력적으로 유지하는 데 기초를 두고 있다.

　BM 레지스턴스를 통해 탄력 있는 근육을 만들고, BM 스트레치를 통해 근육의 유연성을 높인 뒤에, 마지막으로 BM 매싱을 통해 몸의 피로 물질을 제거함으로써 대사량을 높여 주는 것이다.

　이번에 최초로 이 세 가지 운동을 효과적으로 조합한 'BM 엑서사이즈 다이어트'에 관한 책을 내놓게 되었다. 더불어 복횡근을 자극하는 고유의 호흡법을 개발하여 완벽한 다이어트 방법으로 연결할 수 있었다.

　이는 '다이어트 운동법'을 집대성한 것이라고 할 수 있다. 어느 한 가지 운동만으로 효과를 보지 못했던 사람들도 반드시 그 효과를 실감할 수 있을 것이다.

　이 세 가지 운동으로 누구나 확실한 효과를 볼 수 있다. 꿈 같은 이야기처럼 들리겠지만 이는 운동 생리학에 기초를 둔, 엄밀히 입증된 최신 이론이다.

　'BM 다이어트'는 운동 선수들뿐만 아니라 평소에 운동을 하지 않았던 사람들까지도 쉽게 효과를 볼 수 있는 다이어트 방법이다. 당장 오늘부터 실천해 보자.

보디 메인테넌스 학원장　아이바 히데나오

차 례

머리말 _ 보다 쉽고 건강하게 살을 뺄 수 있다 • 2

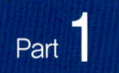

왜 살이 빠지는가?
'BM 엑서사이즈' 다이어트의 모든 것

살찌게 하는 잘못된 다이어트 • 8

올바른 다이어트! 핵심은 대사량이다 • 10

운동 생리학에 기반을 둔 BM 다이어트 • 11

BM 레지스턴스 — 탄력 있는 몸매를 만든다 • 12

BM 스트레치 — 유연성을 키운다 • 13

BM 매싱 — 피로 물질을 제거한다 • 13

아이바(饗庭)식 호흡법 — 산소 소비량을 늘린다 • 14

살뺄 수 있는 기회는 하루 5회! • 16

단기간 살빼기, 근육을 의식하라 • 18

몸의 문제부터 해결한다 • 19

나의 몸 상태를 체크한다 • 22

■ 대사량을 높이는 획기적인 호흡법 - 아이바식 호흡법 • 28

Part 2

'BM 엑서사이즈' 다이어트
기능 회복 프로그램

 어깨 결림을 해결하고 살찌지 않는 체질로 • 38

 요통을 잡으면 내장 지방도 잡힌다 • 46

 균형 잡힌 체형의 기본, **척추** • 54

 골반 교정으로 높은 대사량을 유지 • 62

냉·부종 해소로 혈액 순환을 원활하게 • 70

✚ 근육을 의식하면 다이어트 효과 UP - 기억해야 할 근육의 위치와 활동 • 20

✚ 포인트를 파악하여 확실한 효과 거두기 - BM 다이어트의 올바른 방법 • 34

✚ 올바른 마사지 방법으로 효과 UP - 'BM 매싱' 테크닉 • 78

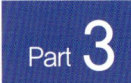

'BM 엑서사이즈' 다이어트
부위별 탄력 있는 몸매 만들기

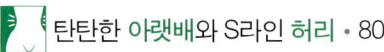
탄탄한 아랫배와 S라인 허리 • 80

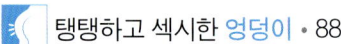
탱탱하고 섹시한 엉덩이 • 88

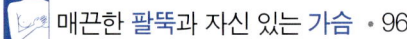
매끈한 팔뚝과 자신 있는 가슴 • 96

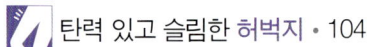
탄력 있고 슬림한 허벅지 • 104

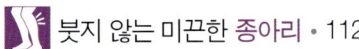
붓지 않는 미끈한 종아리 • 112

■ 대사량을 높이는 효과 만점 보행법 아이바식 워킹 • 120

✚ 기본 운동법 일람 - 기능 회복 프로그램 편 • 124
✚ 기본 운동법 일람 - 부위별 탄력 있는 몸매 만들기 편 • 126

Part 1

왜 살이 빠지는가?

'BM 엑서사이즈' 다이어트의 모든 것

건강에 대한 관심이 커지면서 다이어트의 종류도 매우 다양해졌다. 그러나 이런 여러 방법 가운데 왜 어떤 것은 효과가 있고, 없는지를 제대로 이해하지 못하면 몸 상태를 더 악화시킬 수 있다. 'BM' 다이어트는 과학적인 근거를 바탕으로 한 다이어트 방법으로, 이것을 올바로 이해한다면 효과적인 다이어트를 하는 데 큰 도움이 될 것이다.

살찌게 하는 잘못된 다이어트

　최근 들어 수많은 다이어트 방법이 쏟아져 나오고 있다. 누구나 한 번쯤은 어떤 방법으로든 다이어트를 시도해 본 경험이 있을 것이다. 그러나 잘못된 방법으로 시행하는 다이어트는 위험할 뿐만 아니라 살이 빠지기는커녕 오히려 몸 상태를 악화시키는 경우가 더 많다. 그러므로 우선 다이어트에 대해 올바르게 아는 것이 무엇보다도 중요하다.

　현대인들이 가장 많이 시도하는 다이어트 방법은 식이요법이다. 일본의 국민 영양조사 통계에 따르면, 일반인의 약 80%가 체중 조절을 위한 다이어트를 하고 있으며, 이 가운데 대부분이 음식 조절을 하고 있다고 한다. 그럼에도 불구하고 해마다 비만 인구가 늘어만 가는 이유는 도대체 무엇일까?

　최근에는 음식을 전혀 먹지 않는 단식 다이어트가 유행하고 있다. 이것은 일시적으로 체중을 줄일 수는 있어도 결국 다시 살이 찌는 체질로 만들어 버린다. 그리고 사과 다이어트처럼 한 가지 음식만을 먹는 원 푸드(One Food) 다이어트 또한 살이 빠지기는커녕 오히려 건강을 해치는 결과를 초래하므로 위험한 방법이다.

　먹지도, 마시지도 않으면 당연히 체중은 줄어든다. 그러나 이것은 몸속의 수분이 일시적으로 빠져나간 현상에 불과하다. 인간의 몸은 60%가 수분으로 구성되어 있기 때문에 수분이 빠지면 체중은 줄어들게 된다. 그러나 조금이라도 다시 먹기 시작하면 눈 깜짝할 사이에 체중은 원상태로 돌아가게 되며, 마지막에 기다리고 있는 것은 요요 현상이다.

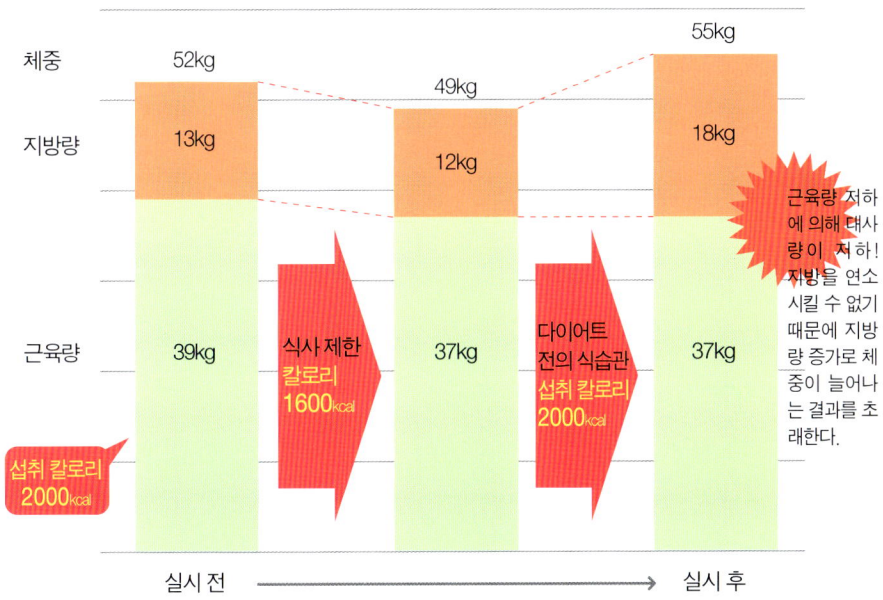

요요 현상은 한쪽으로 치우친 식생활이 그 원인이라 볼 수 있다. 대부분의 수분은 근육 내에 있기 때문에 음식을 제한하는 것만으로는 지방이 아닌, 근육이 줄어들게 되어 대사량을 떨어뜨린다. 대사량이 떨어진 몸은 지방을 연소시킬 수 없기 때문에 지방을 몸속에 저장하게 된다. 결과적으로는 다이어트를 하기 전보다 더 살이 찐다는 것이다. 이렇게 음식을 섭취하지 않는 다이어트를 계속 되풀이하게 되면 점점 살찌기 쉬운 체질로 변하게 된다.

현대인들은 20년 전에 비해 음식으로 섭취하는 에너지의 양이 적다는 자료 결과가 나와 있다. 즉 비만이나 체중 증가는 과식 때문만은 아니라는 것이다.

올바른 다이어트! 핵심은 대사량이다

그렇다면 올바른 다이어트란 무엇일까? 핵심은 대사량이다. 현대인의 체중 증가 원인은 과식이 아닌 활동량의 저하(운동 부족)이기 때문이다. 그러므로 신체 대사량을 올리는 것이 건강하고 아름답게 살을 뺄 수 있는 다이어트의 필수 조건이라 할 수 있다.

대사량을 높여야 한다는 말을 들으면 일반적으로 힘들고 고통스러운 운동을 떠올릴 것이다. 그러나 매일 꾸준히 계속하기 힘든 운동에 의한 다이어트는 누구나 쉽게 성공할 수 있는 것이 아니다.

다이어트의 성공 포인트는 '포기하지 않는 것'이다. 이것은 당연한 것이다. 그러나 많은 사람들이 중도에 포기하므로 다이어트는 늘 실패로 끝나고 만다. 그렇기 때문에 여러 가지 다이어트 방법을 계속 시도하는 것이다.

이렇게 다이어트를 포기하게 되는 원인을 분석하고 조사한 결과, 근본적인 문제는 '피로와 스트레스' 때문이라는 것을 알 수 있었다. 즉 다이어트는 정신적·육체적으로 힘이 들고 부담이 되기 때문에 꾸준히 지속하기 힘들다는 결론이 나온 것이다.

확실한 다이어트 방법 중에는 효과는 있지만 계속할 수 없는 번거로운 식이요법이나 과격한 운동에 의한 다이어트 방법도 있다. 이것이 '과학적 근거를 바탕으로 한 방법'이라 할지라도 피로나 스트레스가 쌓이면 포기할 수밖에 없다. 아무리 올바른 방법이라도 꾸준히 지속할 수 없는 다이어트는 의미가 없다. 여기까지 내용을 읽었다면 꾸준히 즐겁게 할 수 있는, 간단하고 올바른 다이어트 방법은 없을까, 정말로 다이어트는 어려운 것일까라는 생각이 들 것이다.

하지만 다이어트는 원래 그다지 어려운 것도 아니고, 대단한 것도 아니다. 무리 없이 짧은 시간에, 즐거운 마음으로 대사량을 올릴 수 있다면 누구나 습관처럼 할 수 있기 때문이다. 그것이 바로 'BM 엑서사이즈' 다이어트이다.

운동 생리학에 기반을 둔 BM 다이어트

BM 다이어트에서 소개할 운동은 'BM 레지스턴스, BM 스트레치, BM 매싱' 이렇게 세 가지이다. 세 가지 모두 1분 정도의 짧은 시간 안에 할 수 있는 간단한 운동이다. 하지만 이것들은 최고 수준의 운동 선수들을 대상으로, 최신 스포츠 컨디셔닝 이론을 바탕으로 개발한 것이며, 과학적으로 측정한 데이터에 의해 다이어트 효과가 확실히 입증된 것이다.

그러므로 BM 다이어트를 시작하기 전에 우선 각 운동의 목적을 제대로 이해할 필요가 있다. 이 운동들은 모두 '대사량 증가'를 전제로 하고 있다. 대사량을 높여 살찌지 않는 체질을 만들고, 탄력 있는 몸매를 만드는 것이 BM 다이어트의 기본이라 할 수 있다.

⋮ BM 레지스턴스 — 탄력 있는 몸매를 만든다

　근육은 운동 부족이나 노화에 의해 굳어진다. 굳어진 근육은 혈관을 눌러 혈액 순환을 악화시키기 때문에 산소나 영양소를 세포까지 운반할 수 없다. 세포에 다다르지 못한 영양소는 지방으로 변하고, 산소 부족은 피로 물질인 유산을 만들어 낸다. 물론 지방을 연소시킬 수도 없다. 이런 과정에 의해 대사량이 낮은 '피로에 지친 비만체'가 만들어지는 것이다.
　BM 엑서사이즈는 이런 최악의 상황을 효과적으로 해소할 수 있게 해 준다.
　우선 BM 레지스턴스의 목적은 탄력 있는 근육을 만드는 것이다. 근육을 단시간에 집중적으로 사용하게 되면 근력이 향상되어 탄력 있는 근육으로 변한다. 탄력 있는 근육은 산소 공급량을 높여 주기 때문에 당연히 대사량도 증가한다. 또한 근력 향상은 '최대 근력'과 관계가 있다. 최대 근력이 20% 이하인 운동을 하면 근력이 저하되어 오히려 피로가 쌓인다. 가벼운 젓가락은 1만 번을 들어올려도 지치지 않지만 세탁 등의 가사 노동을 한 뒤에 자기도 모르게 지치는 것은 바로 이 때문이다. BM 레지스턴스는 안전하고 효과적으로, 최대 근력을 50~80% 정도 발휘할 수 있게 해 주는 운동이다. 대사량을 높일 수 있는 근육이 만들어져 탄력 있는 몸매를 만들 수 있는 것이다. 나아가서는 받은 스트레스를 이롭게 되돌릴 수 있는 스트레스의 역이용도 가능하다.

BM 스트레치 — 유연성을 키운다

BM 스트레치의 목적은 근육의 유연성을 키우는 것이다. 그렇기 때문에 근육을 수축·이완하는 운동이 중심이 된다. 스트레치라는 말을 들으면 대부분 근육을 이완하는 것으로 생각하기 쉽지만, 이보다 한층 더 발전한 BM 스트레치에서는 근육을 수축하는 것 또한 중요하다. 이는 근육을 한 번 수축한 후 다시 이완하면 보다 짧은 시간에 효과적으로 근육을 유연하게 만들 수 있기 때문이다. 근육은 가만히 놔두면 시간이 지나면서 경직, 즉 유연성을 잃는다. 이는 곧 근육의 노화를 의미한다. 유연한 근육은 혈액 순환을 원활하게 하고 지방을 효과적으로 연소시킬 수 있다. 이것이 대사량이 높은 근육이다. 이렇듯 언제까지나 대사량이 높고 젊은 근육을 유지하기 위해서는 유연성이 반드시 필요하다.

BM 매싱 — 피로 물질을 제거한다

BM 매싱은 근육에 압력을 줌으로써 피로 물질인 유산을 제거하는 마사지 운동이다. 유산은 근육을 피로하게 할 뿐만 아니라 대사량을 떨어뜨려 살찌기 쉬운 체질로 변화시킨다. 그러나 근육에 압력을 가하면 운동으로 근육을 움직이는 것과 같은 효과를 볼 수 있기 때문에 혈관이나 림프선으로 유산을 배출할 수 있다. 근육 내 유산이 없어지면 산소나 영양소가 세포까지 도달해 에너지가 될 수 있고, 대사량도 증가한다. 또한 BM 매싱은 스포츠에서 말하는 쿨링 다운

(Cooling Down : 정리 운동) 효과가 있다. 이는 운동 직후에 피로를 회복시키기 위해 근육을 움직일 필요가 있다는 논리이다. BM 매싱은 쿨링 다운에 최적이라고 하는, 최대 산소 섭취량이 40%에 이르는 운동이다. 또한 세포 밖으로 흘러나온 조직액을 혈관이나 림프관으로 보낼 수 있기 때문에 몸이 붓지 않는 체질로 만들 수 있다. 몸이 붓는다는 것은 대사량이 떨어졌다는 증거이며, 붓기를 해소하는 것은 다이어트의 첫걸음이라 할 수 있다.

아이바(饗庭)식 호흡법 — 산소 소비량을 늘린다

　BM 다이어트는 세 가지 운동을 조합한 다이어트 방법이다. 처음에 BM 레지스턴스로 근력을 높이면서 산소 공급량을 늘려 대사량을 높인 다음 BM 스트레치로 젊고 탄력 있는 근육을 유지하면서 혈액 순환을 원활하게 하여 대사량을 늘린다. 그리고 마지막으로 만성 피로나 운동에 의해 쌓인 피로 물질을 BM 매싱으로 제거하여 대사량을 높인다. 이 세 가지 운동의 상승 효과로 다이어트 효과를 최대화할 수 있는 것이다.

　또 한 가지 중요한 것은 운동 효과를 최대한으로 끌어올리는 '아이바(饗庭)식 호흡법'이다. 대사량은 영양소나 지방을 산소로 연소시켜 에너지를 발생시키는 작용이다. 그러므로 산소 섭취량이 많으면 많을수록 대사량이 증가한다.

　이 세 가지 운동에 의해 산소를 흡입한 근육은 완전한 상태가 된다. 나아가 효과적으로 산소를 흡입하여 대사량을 높일 수 있게 만드는 것이 아이바식 호흡법

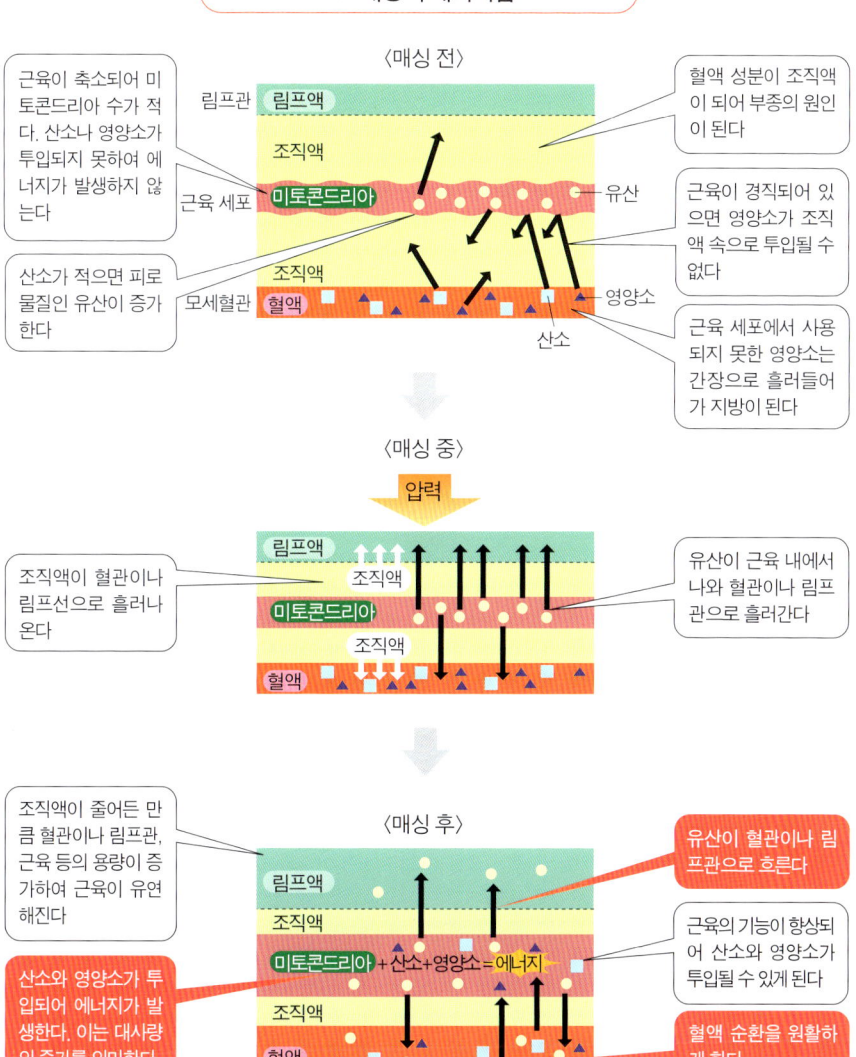

이다. 방법은 간단하다. 코로 천천히 숨을 들이쉬고 배를 들어가게 만들면서 입으로 숨을 내쉬면 된다. 이 호흡법을 운동과 함께 활용하는 것만으로도 산소 소비량이 늘어나 대사량이 크게 증가한다. 자세한 방법은 뒷부분에 나와 있으므로 참고하면 될 것이다.

● 살뺄 수 있는 기회는 하루 5회!

BM 다이어트를 성공할 수 있는 방법에는 두 가지가 더 있다.

한 가지는 운동을 하는 '타이밍' 이다. 즉 살을 뺄 수 있는 타이밍이 있다는 것이다. BM 다이어트가 대사량을 끌어올리는 것을 전제로 하고 있다는 것은 앞에서 몇 번이나 설명했다. 이 세 가지 운동들은 모두 대사량을 높일 수 있는 운동이다. 그러나 한 번의 운동만으로 하루 종일 높은 대사량을 유지할 수 있는 것은 아니다. 3~4시간 정도 유지되는 것이 고작일 것이다.

대사량이 처음 상태로 돌아가기 전에 두 번째 운동을 하고, 다시 대사량을 끌어올린다. 이를 되풀이하면 하루 종일 높은 대사량을 유지할 수 있다. 그렇다면 언제 운동하는 것이 가장 효과적일까?

가장 효과적인 시기는 공복일 때이다. 공복일 때는 몸속에 쌓여 있던 지방이 유리 지방산이 되어 혈액 내에 흐르게 된다. 그래서 이 타이밍에 운동을 하면 몸도 가볍고, 보다 많은 산소가 몸속에 투입되어 다른 때보다 훨씬 효과적으로 지방을 연소시킬 수 있다.

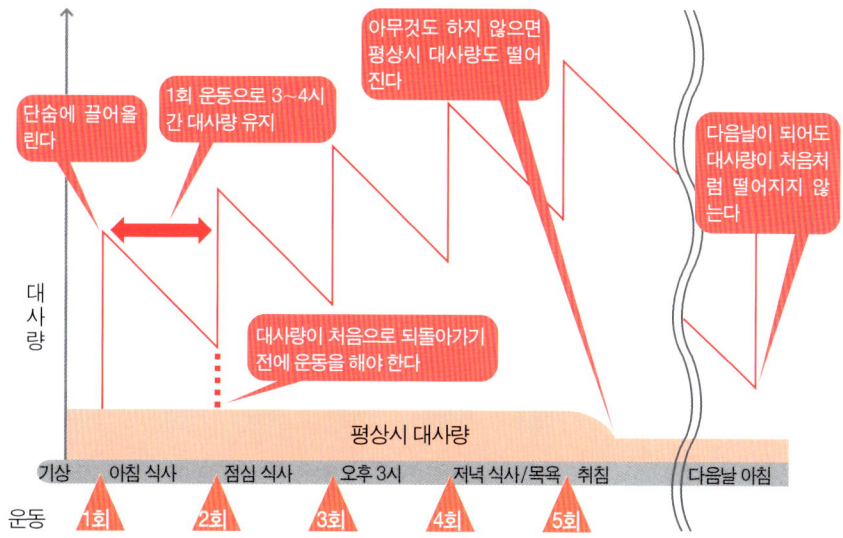

※ 평상시 대사량 : 잠을 깬 상태로 편히 쉬고 있을 때의 대사량(기초 대사량은 자고 있을 때 대사량을 기준으로 한다)

 물론 기본적으로는 3시간마다 운동하는 것이 가장 효과적이지만 그중에서도 공복일 때가 다이어트를 하기에 가장 좋은 기회라는 것이다. 1일 24시간 동안 아침 식사 전, 점심 식사 전, 오후 3시 경, 저녁 식사 전, 취침 전 이렇게 다섯 번을 꾸준히 운동하는 것이 가장 좋다. 이것이 높은 대사량을 유지시켜 BM 다이어트를 성공으로 이끌어 줄 것이다.
 단, 매일 세 가지 운동을 다 할 필요는 없다. 다섯 번 운동을 하는 이유는 대사량을 떨어뜨리지 않게 하기 위해서이므로 한 가지만이라도 실행하여 대사량을 높게 유지하면 된다.

예를 들어 근무나 외출로 인해 세 가지 운동을 모두 할 수 없는 경우에는 아침 식사 전과 저녁 식사 전, 취침 전에 3회 정도만 해도 된다. 그 밖에는 BM 매싱만을 한다. 다섯 가지를 모두 못한다고 크게 신경 쓸 필요는 없다. 이것만으로도 대사량을 높게 유지할 수 있기 때문이다.

단, 많은 시간을 들여 하루 5회 분량의 운동을 한꺼번에 몰아서 하게 되면 오히려 그 효과가 떨어진다. 주된 목적은 운동을 하는 것 자체가 아니라, 어디까지나 대사량을 떨어뜨리지 않고 꾸준히 유지하는 것이므로 한 가지라도 몇 번에 걸쳐서 꾸준히 대사량을 높게 유지할 수 있도록 주의한다.

단기간 살빼기, 근육을 의식하라

BM 다이어트를 확실하게 성공할 수 있는 마지막 방법은 근육에 대해 제대로 알고, 운동하면서 근육을 의식하는 것이다. BM 엑서사이즈는 최고 기량을 가진 운동 선수들의 컨디션을 바탕으로 개발한 것이다. 그만큼 전문적인 이론을 토대로 만들어진 방법이기 때문에, 근육의 위치나 움직임을 이해해야만 이상적인 몸매로 한걸음 다가갈 수 있다.

간단하게 할 수 있는 방법으로 '일하면서 하는 운동'이 있다. 그러나 이것만으로는 다이어트 효과를 기대할 수 없다. 요리나 청소를 하면서 하는 운동은 대부분 최대 근력이 20% 이하인 것들로, 신체 어느 부위를 단련시키는지 제대로 알 수 없기 때문이다. 지금 근육의 어느 부분을 움직이고 있는지, 어느 부분의 피로를 풀어 주고 있는지를 의식하면서 하는 운동이 '일하면서 하는 운동' 보다 몇 배 더 효과가 있고, 단기간에 효과적으로 살을 뺄 수 있다.

몸의 문제부터 해결한다

　Part 2에서는 다이어트 프로그램이 나온다. 지금까지 설명한 것을 의식하고 행동한다면 누구나 단기간에 다이어트 효과를 볼 수 있다.
　앞에서 신체 기능의 회복을 목적으로 한 '기능 회복 프로그램'을 잠깐 소개했다. 몸에 문제가 있으면 효과적인 다이어트를 기대할 수 없기 때문이다. 뿐만 아니라 대부분의 경우 혈액 순환 악화로 인한 대사량 저하와 살이 찌는 것 등의 원인이 모두 신체상의 문제이기 때문이다.
　많은 사람들이 '어깨 결림', '요통', '틀어진 척추', '골반 뒤틀림', '냉과 부종' 등을 앓고 있다. 우선 이러한 문제를 해결하도록 하자. 그것만으로도 혈액 순환이 원활해져 대사량이 크게 늘기 때문에 살찌지 않는 체질로 변할 수 있다.
　건강과 활기를 찾는 것이 다이어트에서 성공할 수 있는 가장 빠른 지름길이다. 완벽하게 신체상의 문제를 해결하면 드디어 부위별로 탄력 있는 몸매를 만들 수 있는 프로그램에 돌입하게 된다. 게다가 신체상의 문제를 해소하면 살찌지 않는 체질로 변하기 때문에, 그 뒤에는 살을 빼기가 쉬워진다.
　주위 사람들도 깜짝 놀랄 만한 이상적인 몸매를 만들어 보자.

근육을 의식하면 다이어트 효과 UP
기억해야 할 근육의 위치와 활동

대흉근(大胸筋)
흉부의 가장 바깥 부분에 위치하는 커다란 근육. 평상시에는 별로 사용하지 않으나, 탄력 있는 가슴을 만들기 위해 반드시 필요하다.

복직근(腹直筋)
단련하면 나누어지는 근육. 상체를 굽히거나 몸을 돌릴 때 사용한다.

횡격막(橫隔膜)
복부와 가슴의 경계에 있는 근육 성질의 막. 복식 호흡을 하면 상하로 움직이며, 장의 연동 운동을 촉진한다.

대퇴사두근(大腿四頭筋)
허벅지 앞부분에 있는 4개 근육의 총칭. 무릎을 펼 때나 고관절(엉덩관절)을 굽힐 때 사용한다.

흉쇄유돌근(胸鎖乳突筋)
머리를 숙이거나 목을 돌릴 때 사용하는 근육.

복사근(腹斜筋)
배에 힘을 주면 잘록한 허리를 만들 수 있는 근육. 상체를 굽히거나 몸을 돌릴 때 사용한다.

복횡근(腹橫筋)
복부의 가장 심층부에 있는 근육으로, 복부 전체에 수평으로 자리잡고 있다. 배를 쏙 들어가게 할 때 사용한다. 배변을 촉진하는 활동을 한다.

대요근(大腰筋)
상체와 하체를 연결하는 근육. 심층부에 있는 근육이기 때문에 의식하기 힘들다. 골반의 변위 상태와 관계가 있다.

※ 근육은 좌우 대칭으로 자리잡고 있다.

BM 다이어트를 하기 전에 알아두어야 할 것은 근육의 위치와 활동이다. 이것을 항상 의식하면 다이어트 효과를 높일 수 있다. 확실히 기억하여 건강하고 아름다운 몸매를 만들어 보자.

판상근(板狀筋)
목이 앞으로 떨어지지 않도록 지탱하는 근육. 목을 이완시킬 때 사용한다.

상완삼두근(上腕三頭筋)
팔 뒷부분에 있는 근육. 팔꿈치를 굽히거나 펼 때 사용한다.

대둔근(大臀筋)
엉덩이의 가장 볼록한 부분의 근육.

비복근(腓腹筋)·가자미근
비복근이란 무릎 뒷부분 아래의 볼록한 부분에 있는 표층근. 달리거나 발뒤꿈치를 올릴 때 주로 움직이는 근육이다. 가자미근은 비복근 아래부터 아킬레스건으로 이어지는 심층근. 걸을 때 주로 움직이는 근육이다.

견갑거근(肩甲擧筋)
견갑골(어깨뼈)을 연결하는 근육. 어깨를 움직일 때 사용한다.

척주기립근·회선근(脊柱起立筋·回旋筋)
상체를 지탱하는 근육. 상체를 펴거나 굽힐 때 사용한다. 회선근은 척추 하나하나를 연결하는 심층근. 몸을 돌릴 때 사용한다.

중둔근(中臀筋)
대둔근의 윗부분에 있는 근육. 서 있을 때 골반을 지탱한다. 탄력 있는 엉덩이를 만들고자 할 때 이 근육을 단련하면 된다.

햄스트링(Hamstring)
허벅지 뒷부분에 있는 근육의 총칭. 무릎을 굽히거나 고관절을 뒤로 이완시킬 때 사용한다.

나의 몸 상태를 체크한다

BM 다이어트를 시작하기 전에 먼저 자신의 몸 상태를 아는 것이 중요하다. 지금부터 '신체 불균형', '근육 밸런스', '유연성'을 BM 체크를 통해 확인하자.

우선 대부분의 사람들이 갖고 있는 신체 불균형에 대해 알아보자. 불균형은 외모에 많은 영향을 끼친다. 대부분 골격이 뒤틀린 것처럼 보이기 때문에 뼈가 틀어진 것이 원인이라고 생각하는 사람이 많다. 그러나 실제로는 근육 밸런스가 무너져 관절이 움직이는 범위가 좁아졌기 때문에 신체에 불균형이 생기는 것이다. 신체 불균형은 대사량을 떨어뜨려 다이어트를 방해하므로 가능하면 빨리 고쳐야 한다.

또한 나이가 들어감에 따라 근육은 굳어진다. 근육이 굳어지면 영양소나 산소가 세포 구석구석까지 도달하지 못하기 때문에 대사량까지 떨어질 수밖에 없다. 이렇게 되면 결국 유연성을 잃은 근육은 노화된다. 자신이 어느 연령대의 유연성을 갖고 있는지 확실히 체크해 보도록 한다.

BM 체크는 매우 간단하다. 다이어트를 시작하기 전 체크 결과를 기록해 두고, BM 다이어트를 실시하고 몇 주가 지난 뒤에 다시 한번 체크하면 된다. 반드시 효과가 나타날 것이다. 무턱대고 시도하기보다 실제로 자신의 몸이 어떤 상태인지, 어느 정도의 수준인지 확실히 파악하고 의식함으로써 효과적인 다이어트를 할 수 있다.

골반 상태 체크

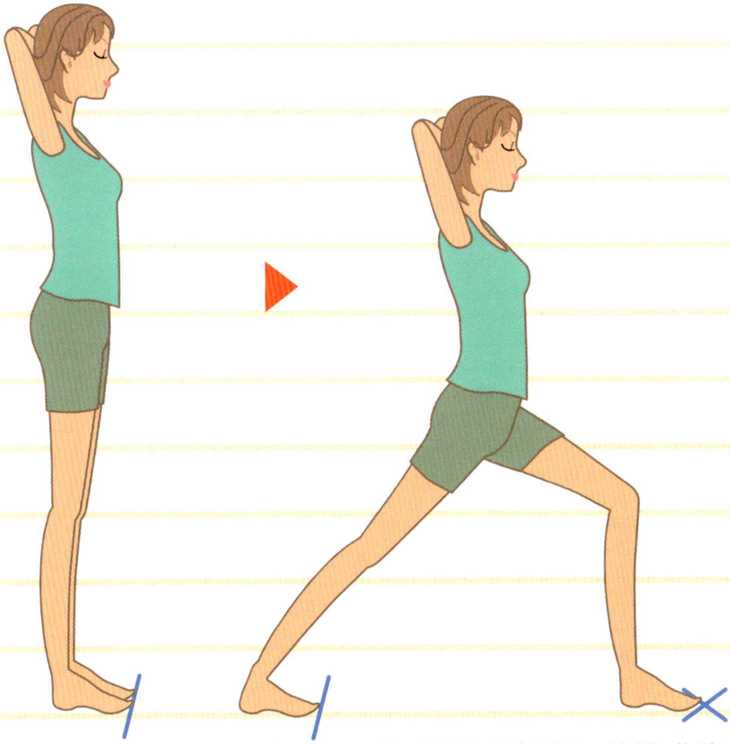

① 서 있는 위치를 표시하고 바른 자세로 선다. 양 팔을 올려 머리 뒤에서 맞잡는다. 눈은 감는다.

② 오른발은 움직이지 않고, 왼발을 가능한 멀리 앞으로 내딛는다. 그리고 그 지점에 X자 표시를 한다. 발을 바꿔 같은 방법으로 시행한다.

결과

3cm 이상 차이가 나는 사람은 골반이 틀어졌다는 증거이다.

양다리를 지탱하고 있는 것은 골반이다. 앞으로 내딛은 양쪽 발의 X자 표시가 차이난다는 것은 골반이 틀어졌음을 나타낸다. 3cm 정도의 차이라도 인간은 1일 평균 7,000보를 걷기 때문에 단순히 계산해도 21,000cm(210m) 차이가 난다는 뜻이며, 이 상태가 지속되면 골반은 더욱 뒤틀린다. 또한 고관절이 굳어질 염려가 있다. BM 엑서사이즈로 빠른 시일 내에 뒤틀린 골반을 바로잡도록 한다.

근육 밸런스 체크

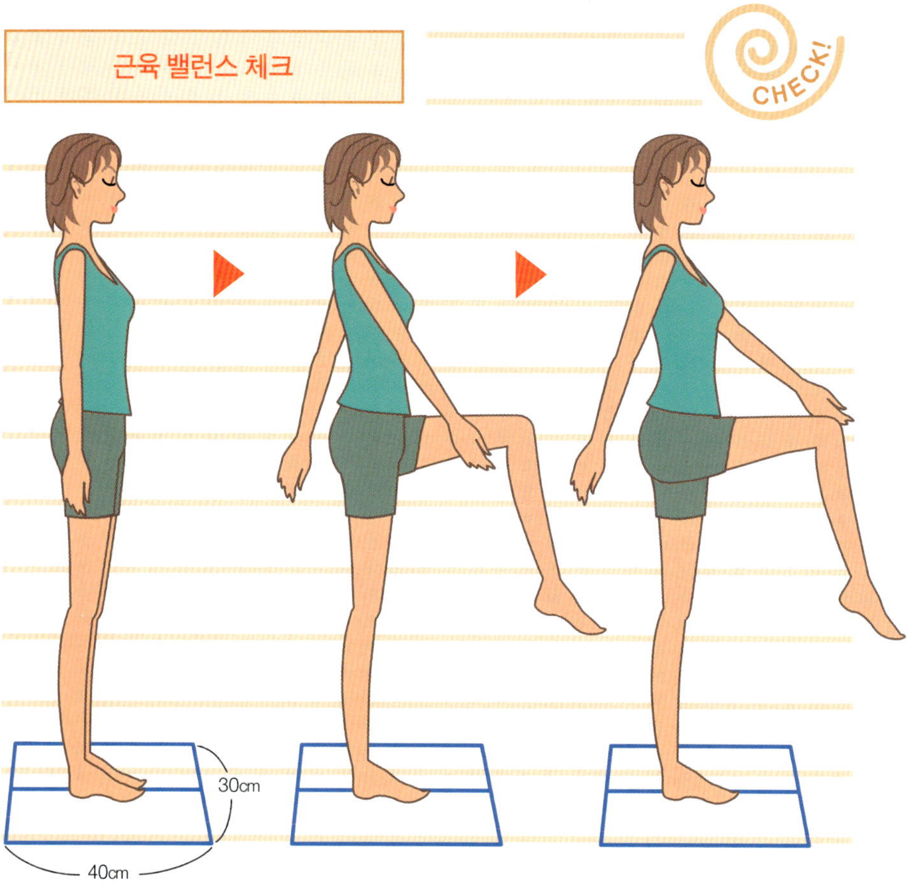

① 바닥에 가로 30cm, 세로 40cm인 사각형을 그리고 그 안에 세로로 중심선을 긋는다. 그리고 중심선 가운데에 허리를 편 상태로 바르게 서서 눈을 감는다.

② 눈을 감은 상태로 그 자리에서 제자리걸음을 50회 한다. 자세는 바르게 한 상태에서 무릎이 가능하면 높이 올라가도록 한다.

③ 손을 앞뒤로 흔들며 중심선을 의식하면서 제자리걸음을 한다. 50보 걸음을 마친 뒤, 눈을 뜨고 자신이 어느 위치에 있는지 체크해 본다.

결과

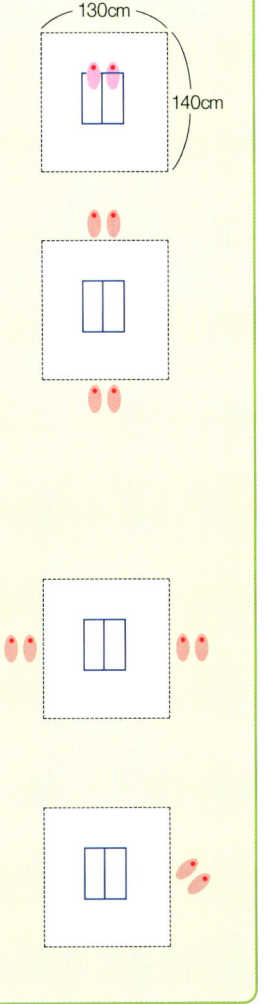

바깥쪽에서 50cm 이내(가로 130cm, 세로 140cm 이내)
합격이다. 근육 밸런스와 평형 감각에 문제가 없는 상태이며, 몸이 어느 정도 중심축에 위치해 있다.

50cm 이상 앞으로 움직인 사람
어깨와 등이 조금 굽은 상태라고 할 수 있다. 이런 상태일 경우 배근력이 저하되기 쉽다. 어깨 결림이나 등이 뻣뻣해지기 쉬운 자세를 갖고 있다.

50cm 이상 뒤로 움직인 사람
체력적으로 노화 상태에 있다고 할 수 있다. 엉덩이 근육과 무릎을 펴는 근육이 쇠퇴하여 엉덩이가 처졌을 가능성이 크다.

50cm 이상 왼쪽으로 움직인 사람
몸이 왼쪽으로 굽어 있다. 왼쪽 어깨가 더 처져 있으며, 오른쪽 어깨가 약간 앞으로 굽은 경향이 있다. 요통이 생기기 쉽고, 좌우의 근육 밸런스가 무너졌을 가능성이 크다.

50cm 이상 오른쪽으로 움직인 사람
몸이 오른쪽으로 굽어 있다. 오른쪽 어깨가 더 처져 있으며, 왼쪽 어깨가 약간 앞으로 굽은 경향이 있다. 요통이 생기기 쉽고, 좌우의 근육 밸런스가 무너졌을 가능성이 크다.

방향 자체가 돌아간 사람
상체가 한쪽으로 많이 기울었거나 근육 밸런스가 무너졌을 가능성이 크다. 또한 척추와 골반이 틀어졌을 가능성도 있다.

※ 50cm 이내에 위치가 흔들린 사람이라도 발의 방향이 조금 변했을 경우에는 신체에 이상이 있다고 볼 수 있다. 각각의 결과를 참고하여 자세를 바로잡아 근육 밸런스를 유지하도록 한다.

어깨 관절 유연성 체크

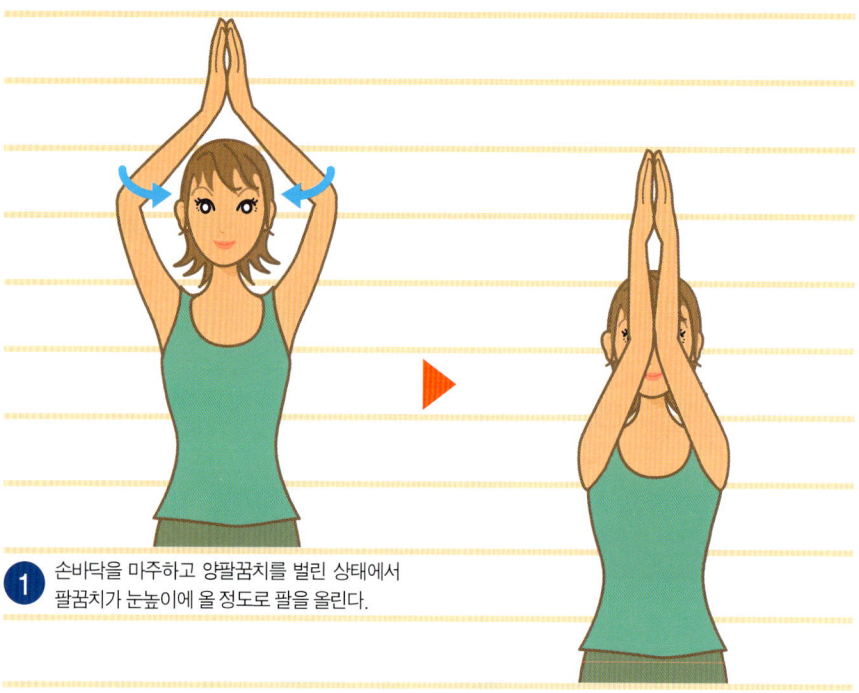

① 손바닥을 마주하고 양팔꿈치를 벌린 상태에서 팔꿈치가 눈높이에 올 정도로 팔을 올린다.

② 닿은 손바닥은 그대로 두고 양팔꿈치를 눈높이에서 마주 닿게 한다.

결과

팔꿈치가 딱 붙는다면 합격

눈앞에서 양팔꿈치가 딱 붙으면 합격. 아직은 어깨에 유연성이 있다는 증거다. 그러나 주먹이 들어갈 정도로 벌어진 사람은 주의가 필요하다. 대사량이 낮다는 증거이며, 40견, 50견이 될 가능성이 높으므로 개선할 필요가 있다. 또한 어깨 유연성이 떨어지면 골프나 테니스 등을 할 때 불안정한 스윙이 나와 공이 날아가는 거리가 짧아지고, 방향이 흔들리는 등의 원인이 된다.

햄스트링의 유연성 체크

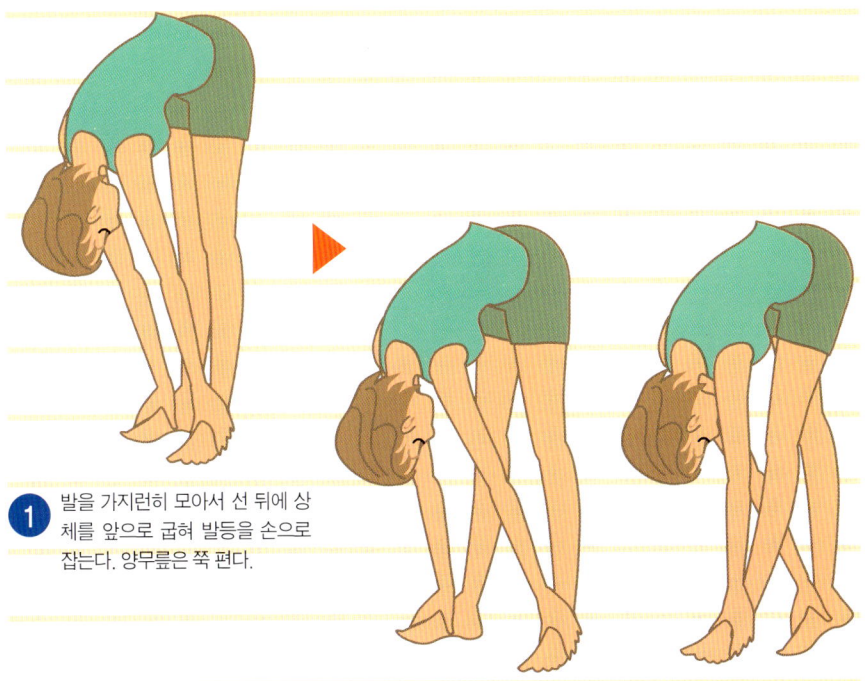

① 발을 가지런히 모아서 선 뒤에 상체를 앞으로 굽혀 발등을 손으로 잡는다. 양무릎은 쭉 편다.

② 그 상태에서 앞으로 1m 걷는다. 걸을 때는 손이 발등에서 떨어지지 않도록 한다.

결과

- 손끝이 발등에 닿지 않는다 ━━━━━▶ 60대의 유연성이다
- 손으로 발등을 잡을 수 없다 ━━━━━▶ 50대의 유연성이다
- 걸을 수 없다 ━━━━━▶ 40대의 유연성이다
- 10초 내에 걸을 수 있다 ━━━━━▶ 30대의 유연성이다
- 6~9초 내에 걸을 수 있다 ━━━━━▶ 20대의 유연성이다
- 5초 내에 걸을 수 있다 ━━━━━▶ 10대의 유연성이다

대사량을 높이는 획기적인 호흡법
아이바식 호흡법

: 산소 섭취량에 의해 대사량이 증가한다

호흡이란 입이나 코를 통해 공기를 들이마시고 폐에서 가스를 교환함으로써 필요한 산소를 섭취하고, 반대로 체내에서 발생한 유해한 이산화탄소를 밖으로 내보내는 활동을 말한다. 하지만 효과적으로 산소를 섭취하면 대사량을 크게 끌어올릴 수 있다.

섭취한 산소는 근육 세포 내에 있는 미토콘드리아에 투입되어 영양소를 태워 에너지를 발생시키는데, 이 과정에서 대사량도 증가하게 된다.

그러나 운동 부족이나 나이가 들어 감에 따라 산소를 섭취하는 능력이 떨어지면 대사량도 떨어지게 된다. 그뿐만 아니라 일반적으로 공기 중에 있는 21%의 산소 중 17%는 체내에 들어가지 못하기 때문에 쓸모가 없게 된다.

'다이어트'나 '건강'에 있어서 중요한 것은 근육 등의 세포가 효과적으로 산소를 섭취할 수 있는 상태를 만들어 주는 것이다. 그리고 섭취량을 늘리기 위해서는 내보내는 양을 늘려 산소가 많이 섭취할 수 있는 공간을 만들어 주어야 한다. 이를 가능하게 하는 것이 아이바식 호흡법이다.

복횡근을 단련하는 아이바식 호흡법

호흡법의 중요성은 태극권이나 기공, 요가 등을 보면 잘 알 수 있다. 이들은 모두 4,000년이라는 긴 역사를 가진 건강법으로 대부분 느린 동작으로 행해지며, 항상 호흡을 의식하고 있다. 이들을 과학적으로 분석한 결과, 심층근에 있는 횡격막을 상하로 크게 움직여 대사량을 높이고 있다는 사실이 알려져 최근 더욱 더 주목 받고 있다.

아이바식 호흡법은 복근의 심층근을 의식하여 '복횡근을 움직이는 운동'의 대사량 변화를 측정함으로써 처음으로 호흡법의 효과를 과학적으로 증명한 것이다.

아이바식 호흡법은 복식 호흡을 전제로 하고 있으며, 숨을 내쉴 때 배를 가능한 한 많이 들어가게 하는 것이 포인트이다. 이런 과정을 통해 우리 몸에 좋지 않은 이산화탄소를 내보내고 신선한 산소가 들어갈 수 있는 공간을 만들어 복횡근을 단련할 수 있다.

복직근이나 복사근 밑에 있는 복횡근은 상당히 큰 근육으로, 운동을 통해 단련하는 것이 상당히 어려운 부분이다. 그 이유는 복직근과 복횡근이 주로 배를 들어가게 할 때 쓰이고 일상생활에서는 별로 쓰이지 않기 때문이다.

그러나 이 근육을 단련하면 근육량이 커져 더욱 많은 양의 산소를 섭취할 수 있어서 대사량이 크게 늘어나게 된다. 또한 복부의 압력이 증가하여 유해한 이산화탄소를 밖으로 잘 배출할 수 있다.

변비 개선, 내장 지방도 연소

천천히 코로 숨을 들이쉬면서 배를 최대한 부풀리고, 입으로 천천히 숨을 내쉬면서 배를 최대한 들어가게 한다. 이것만으로도 복횡근이 단련되어 산소를 효과적으로 섭취할 수 있다.

이 호흡법의 장점은 이것만이 아니다.

우선 복횡근이 장에 직접적인 자극을 주기 때문에 장의 연동 운동이 촉진되어 변비가 사라진다. 특히 변비는 대사량을 떨어뜨리므로 다이어트에서는 변비를 없애는 일이 무엇보다 중요하다. 변비 제거뿐만 아니라 내장 지방도 연소시킬 수 있다. 이는 복횡근이 심층근이라서 내장에 직접적인 자극을 줄 수 있기 때문이다.

자세한 것은 뒤에서 더 이야기하겠지만 복횡근을 단련하면 아랫배가 들어가고 허리가 가늘어진다. 이는 스타일이 멋진 모델이 항상 배에 힘을 주고 생활하는 것과 같은 것이라 할 수 있다. 나아가 요통이 해소되고 자세가 좋아지며 체형이 흐트러지는 것을 막을 수 있다.

복횡근을 단련하기 위해서라도 꼭 아이바식 호흡법을 실천하도록 한다. 익숙해지기 전까지는 어려울 수도 있지만 기본적인 사항만 익히면 간단히 할 수 있는 것들이다. 제대로 마스터하여 항상 실천하도록 하자.

● 높은 대사량 유지

지금부터 소개하는 운동을 할 때는 항상 아이바식 호흡법을 의식하여 병행하도록 한다. 제대로 실천하면 운동 효과가 증가하여 단기간 내에 대사량을 끌어올려 탄탄한 몸매를 유지할 수 있을 뿐만 아니라 살이 찌지 않는 체질을 만들 수 있다.

제대로 익히면 서 있을 때, 앉아 있을 때, 그리고 걸을 때 등 언제 어디서나 아이바식 호흡법을 할 수 있다. 그러면 운동을 하지 않아도 항상 높은 대사량을 유지할 수 있을 뿐만 아니라 복횡근의 작용으로 부분적으로 살찌는 체질이나 신체상의 문제를 자연적으로 해소할 수 있다. 그렇기 때문에 숙달되기 전까지는 호흡법을 늘 의식해야 한다는 것이다.

아이바식 호흡법과 복횡근의 운동을 익힌다면 당신의 스타일과 건강에 평생토록 도움이 될 것이다.

아이바식 호흡법
성공적인 다이어트를 위한 기본 호흡법

아이바식 호흡법을 습관화하면 앉아 있거나 걸을 때 등 시간과 공간에 구애받지 않고 할 수 있어 항상 높은 대사량이 유지된다. 처음에는 어려울 수 있지만 열심히 익히도록 하자.

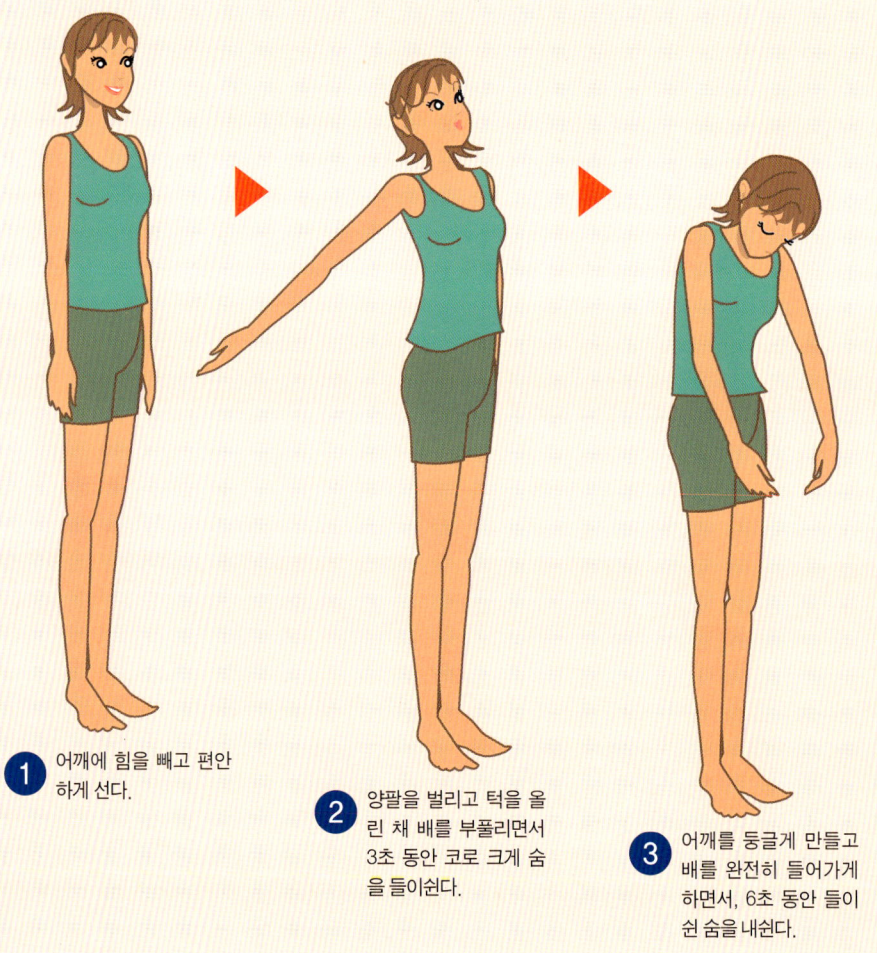

1. 어깨에 힘을 빼고 편안하게 선다.
2. 양팔을 벌리고 턱을 올린 채 배를 부풀리면서 3초 동안 코로 크게 숨을 들이쉰다.
3. 어깨를 둥글게 만들고 배를 완전히 들어가게 하면서, 6초 동안 들이쉰 숨을 내쉰다.

아이바식 호흡법
복횡근을 단련하는 호흡 운동

이것은 호흡 연습을 하면서 복횡근을 제대로 단련할 수 있는 획기적인 운동이다. 점심 시간이나 화장실에 갈 때처럼 짧은 시간을 이용하여 하루에 여러 번 실천하도록 한다. 하루 종일 높은 대사량을 유지할 수 있다.

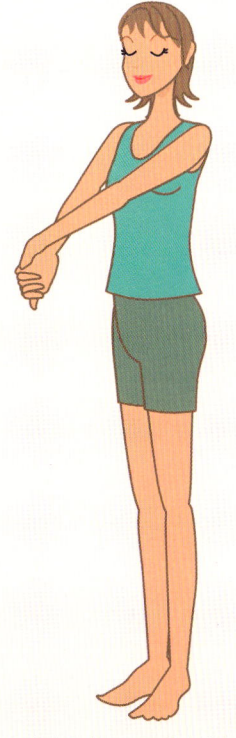

1
① 양팔을 앞으로 쭉 뻗어 엇갈려 잡는다.
② 편한 마음으로 배를 부풀리면서 3초 동안 코로 크게 숨을 들이쉰다.

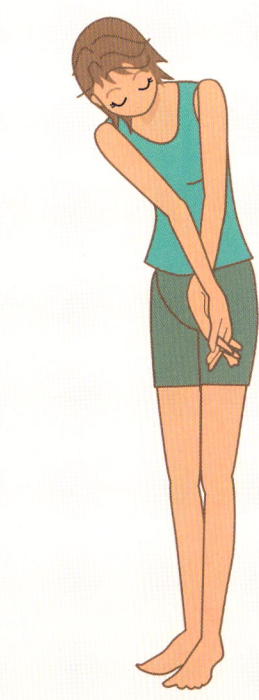

2
① 위로 올라간 손등 쪽으로 등을 둥글게 조금 굽히면서 비스듬히 비튼다.
② 배를 완전히 들어가게 하면서 6초 동안 입으로 숨을 내쉰다.
③ 5회 반복한다. 같은 방법으로 반대 방향도 실시한다.

포인트를 파악하여 확실한 효과 거두기

BM 다이어트의 올바른 방법

아무리 반복해서 운동을 해도 올바른 방법으로 하지 않으면 효과는 떨어진다. 다음의 다섯 가지를 잘 기억하면서 운동하면 반드시 효과가 나타날 것이다.

1 호흡법을 의식한다

집안일을 하거나 TV를 보면서 하는 이른바 '일하면서 하는 운동'은 효과가 별로 없다. 아이바식 호흡법을 확실히 기억하면서 운동하면 집중력도 향상되고 효과적으로 산소를 섭취할 수 있다. 코로 천천히 숨을 들이쉰 뒤 입으로 완전히 내쉬도록 한다. 입으로 숨을 내쉴 때는 반드시 배가 들어가도록 의식하면서 해야 한다. 복횡근이 단련되어 보다 많은 양의 산소가 투입되기 때문에 항상 높은 대사량을 유지할 수 있다.

2 근육을 의식한다

어디를 어떻게 운동하고 있는지 모른다면 운동의 의미는 없다. BM 레지스턴스, BM 스트레치, BM 매싱을 할 때도 어느 부위를 어떻게 운동하고 있는지를 반드시 의식해야 한다. 이렇게 함으로써 근육이 효과적으로 자극을 받아 더 많은 체지방이 연소되기 때문이다. 또한 근육이 움직이고 있다는 것을 느끼면서 BM 운동을 하면 다른 운동을 한 뒤 느끼는 상쾌함을 함께 느낄 수 있고, 스트레스도 해소된다.

3 기본 3종 운동 + 알파

각 프로그램은 BM 레지스턴스 1종 → BM 스트레치 1종 → BM 매싱 1종의 순서로 진행되며, 총 3종의 기본 운동으로 구성되어 있다. 이것은 평소에 전혀 운동을 하지 않았던 사람이라도 간단하고 효과적으로 할 수 있도록 구성한 특별 프로그램이다. 단, 운동 부족인 사람이나 더욱 빨리 효과를 보고 싶은 사람들을 위한 운동도 추가로 소개하고 있으므로 체력에 자신이 있거나 여유가 있는 사람은 무리하지 않는 정도에서 더 운동해도 좋다.

4 1일 5회, 한 가지 운동이라도 한다

한 번에 오랫동안 하려고 무리하지 말고 총 5회에 걸쳐 한다. 운동하기에 알맞은 시간대는 아침 식사 전, 점심 식사 전, 오후 3시경, 저녁 식사 전, 취침 전이다.
그러나 기본 운동 3가지를 다 할 필요는 없다. 예를 들면 점심 식사 전과 오후 3시경에는 BM 매싱만을 해도 상관없다. 중요한 것은 한 가지라도 제대로 하여 높은 대사량을 유지하면 되는 것이다. 단, 호흡법은 횟수에 상관없이 항상 실천하도록 하자.

5 무리하지 않는다

기본적으로 다른 운동을 한 경우와 같은 효과를 얻을 수 있고, 보기보다 힘든 운동도 있다. 기본 프로그램 세 가지를 다 할 수 없는 경우에는 무리하지 말고 운동 횟수를 줄이도록 한다. 또한 출혈이나 상처, 염증이 있으면 증상이 악화될 우려가 있으므로 BM 매싱은 피하도록 한다. 감기 때문에 열이 있는 경우에도 피하는 것이 좋다.

Part 2

'BM 엑서사이즈' 다이어트
기능 회복 프로그램

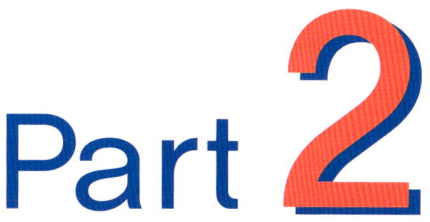

체중을 줄이고 싶다. 허리를 날씬하게 만들고 싶다…….
하지만 그보다 더욱 중요한 것은 몸의 컨디션이라 할 수 있다. 어깨 결림이나 신체 불균형 등 몸에 문제가 있는 상태에서는 아무리 운동을 열심히 해도 효과를 보기 힘들기 때문이다.
우선 신체상의 문제를 해결한 뒤에 대사량을 끌어올려 건강한 몸매, 살찌지 않는 체질을 만들도록 한다.

어깨 결림을 해결하고
살찌지 않는 체질로

어깨 결림을 치료하여 스트레스에서 해방되자. 평상시에는 많이 움직이지 않는 부분이므로 대사량을 크게 끌어올릴 수 있으며, 살찌지 않는 체질을 만들 수 있다.

'어깨 결림'의 주요 원인은 3가지로, 견갑거근의 수축과 피로, 목 근육의 만성 피로, 스트레스를 들 수 있다.

견갑거근은 팔을 어깨에서 움직이는 근육이다. 이것은 어깨가 뭉쳤다고 느껴질 때에 만져지는 부분의 심층근을 말한다. 모든 사람들이 매일 팔을 움직이고는 있지만 어깨보다 더 높이 올릴 일은 별로 없기 때문에 견갑거근이 굳어진다. 또한 컴퓨터 작업 등 오랫동안 같은 자세를 취함으로써 쌓이는 피로도 견갑거근을 굳어지게 만드는 요인이다.

목 근육은 판상근과 흉쇄유돌근을 말한다. 이 근육들은 항상 피로한 상태에 있다. 특히 판상근은 목이 앞으로 떨어지지 않도록 지탱하고 있는 근육을 말하며, 목 뒤쪽에 있기 때문에 지렛대의 원리에 의해 머리 무게의 1.5배에 해당하는 7.5kg의 부담을 견디고 있다.

마지막으로 스트레스는 일상적인 스트레스 이외에도 어깨 결림이 낫지 않는 원인이 된다.

의학 관련 서적을 보아도 병명에 어깨 결림이라는 항목은 없다. 아마 어깨 결림 때문에 회사에 결근하는 사람은 거의 없을 것이다. 그러나 본인의 고통은 상당히 크다고 할 수 있다. 그럼에도 불구하고 남들이 이런 고통을 이해하지 못하거나 사태의 심각성을 느끼지 못할 경우 이에 따른 불안감이나 불만감이 더 큰 스트레스가 되어 어깨 결림을 더욱 악화시킨다.

어깨 결림을 풀기 위해서는 우선 어깨의 가동 범위(움직일 수 있는 범위)를 넓히고 굳어진 견갑거근을 풀어 주어야 한다. 그리고 목 근육의 만성 피로를 풀어 주어야 한다. 굳어진 근육이 풀리고 피로가 회복되면 자연히 대사량이 올라가 어깨 결림이 해소된다. 어깨 결림이 나아지면 스트레스도 없어질 것이다.

만성적인 어깨 결림으로 고민했던 사람들도 이렇게 함으로써 대사량을 상당히 끌어올릴 수 있고 전보다 살찌지 않는 체질을 만들 수 있다.

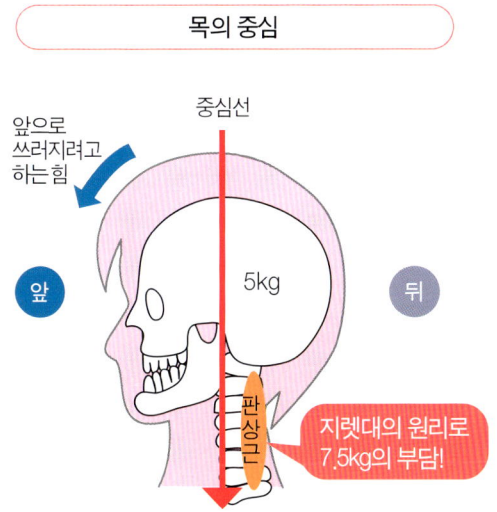

어깨 결림
BM RESISTANCE

기본
BM RESISTANCE **1**
어깨의 가동 범위를 넓힌다.

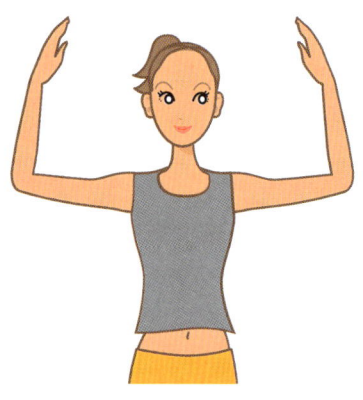

1
① 어깨를 쭉 펴고 선다.
② 양팔을 어깨 높이까지 올리고, 손바닥을 몸 안쪽으로 향하여 팔꿈치를 90°로 꺾는다.
③ 코로 숨을 들이쉰다.

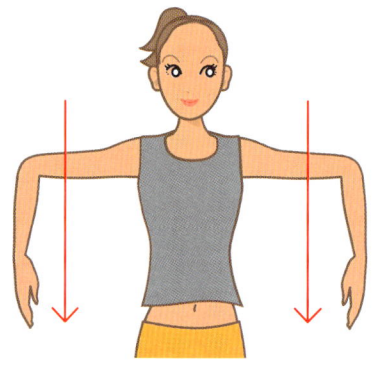

2 ④ 입으로 숨을 내쉬면서 팔꿈치의 각도는 그대로 유지한 채 팔꿈치 아래쪽 팔을 밑으로 내린다.
● 1 → 2를 10회 반복한다.
※ 어깨에 힘이 들어가지 않도록 주의한다.

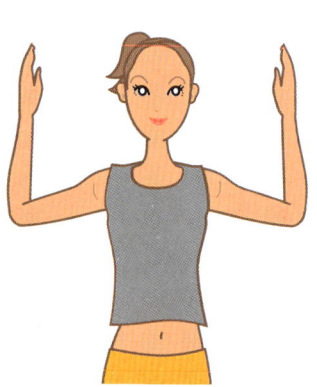

3
① 팔을 다시 올리고, 견갑골을 수축시킨다는 기분으로 팔을 뒤쪽으로 기울인다.
② 코로 숨을 들이쉬면서 어깨 근육을 완전히 이완시킨다.
※ 팔꿈치는 계속 90°를 유지한다.

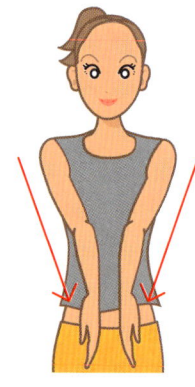

4 ③ 입으로 숨을 내쉬면서 손등을 안쪽으로 하여 마주보게 하고 양손을 앞으로 곧게 뻗는다.
④ 팔 근육이 제대로 비틀어졌는지 의식한다.
● 3 → 4를 10회 반복한다.

+α 효과 UP!

어깨가 무겁다고 느낄 때

BM RESISTANCE 2
팔을 탄력 있게 만들어
어깨의 부담을 줄여 준다.

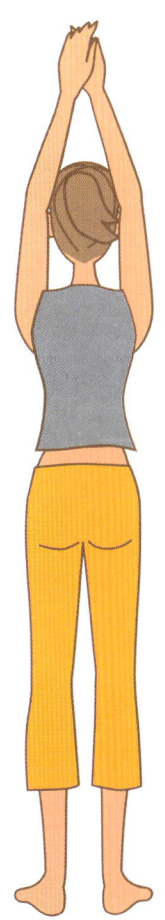

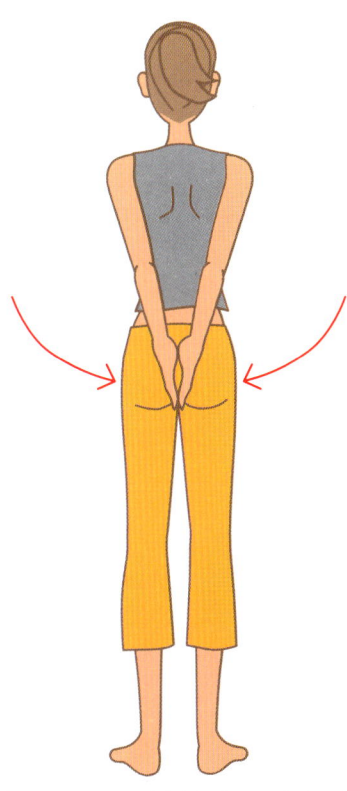

1 | ① 허리를 쭉 펴고 선다.
② 머리 위로 양팔을 모아 올려 어깨가 귀 뒤로 오게 한다.
③ 코로 숨을 들이쉰다.

2 | ④ 입으로 숨을 내쉬면서 팔을 쭉 편 채로 원을 그리듯이 크게 돌려 아래에서 다시 손바닥을 마주한다.
● 1 → 2를 5~10회 반복한다.

어깨 결림
BM STRETCH

기본
BM STRETCH 1
목의 근육을 움직여 대사량을 증가시킨다.

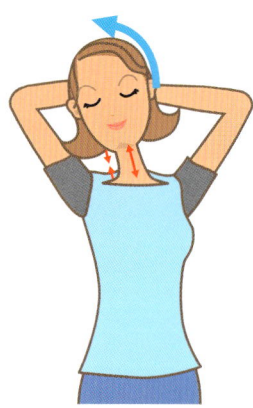

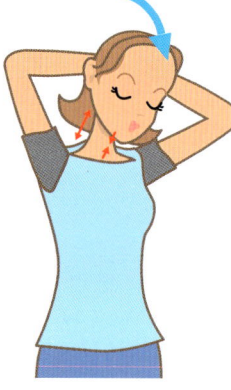

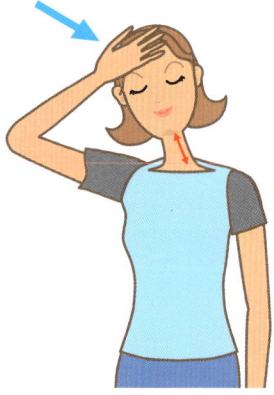

1
① 다리를 살짝 벌리고 서서 양팔을 머리 뒤에서 깍지 끼어 잡는다.
② 양손으로 머리를 앞으로 밀듯이 서서히 힘을 주고, 천천히 코로 숨을 들이쉬고 입으로 내쉬면서 목을 오른쪽 뒤로 비스듬히 10초 정도 젖힌다.
※ 오른쪽 뒤의 목 근육이 수축되고 왼쪽 앞의 근육이 이완되고 있다는 것을 의식한다.

2
③ 턱이 왼쪽 쇄골에 닿을 때까지 목을 앞으로 숙이고, 천천히 코로 숨을 들이쉰 뒤 입으로 내쉬면서 10초간 유지한다.
※ 오른쪽 뒤의 목 근육이 이완되고 왼쪽 앞의 근육이 수축되고 있다는 것을 의식한다.

> 양손으로 뒷머리를 가볍게 누르면 더욱 효과적이다.

3
④ 얼굴을 정면으로 되돌리고, 이마에 오른손을 댄다.
⑤ 이마를 밀면서 목을 오른쪽으로 비스듬히 뒤로 젖히고, 천천히 코로 숨을 들이쉰 뒤 입으로 내쉬면서 10초간 유지한다.
● 1 → 3을 좌우 한 번씩 실시한다.

BM 스트레치

어깨 결림

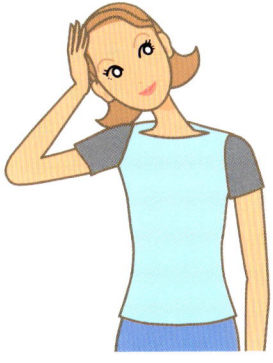

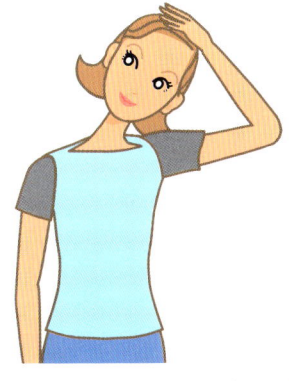

4 ① 얼굴을 정면으로 되돌려 오른손을 머리에 댄다.
② 오른손으로 머리를 밀어 내듯이 서서히 밀면서 목을 오른쪽으로 숙인다.
③ 손과 머리가 서로 밀듯이 힘을 준 채 천천히 코로 숨을 들이쉬고 입으로 내쉬면서 10초간 이 상태를 유지한다.

5 ④ 얼굴을 정면으로 되돌려 왼손을 머리 위에 얹는다.
⑤ 왼손으로 머리를 서서히 밀면서 머리는 왼쪽으로 숙이고, 천천히 코로 숨을 들이쉬고 입으로 내쉬면서 10초간 이 상태를 유지한다.
● 4 → 5를 좌우 한 번씩 실시한다.
※ 오른쪽 근육이 이완될 수 있도록 하고, 오른쪽 어깨가 위로 올라가지 않도록 주의한다.

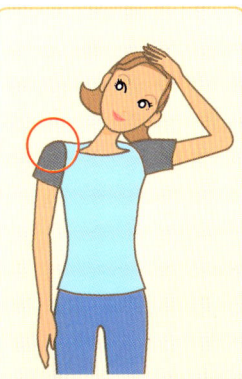

머리를 숙여 목 근육을 이완시킬 때 어깨가 올라가면 효과가 없다. 머리를 숙인 방향의 반대편의 어깨는 밑으로 떨어뜨린다는 기분으로 한다.

어깨 결림
BM MASSING

기본 *1*
BM MASSING
수건으로 견갑거근을 압박한다.

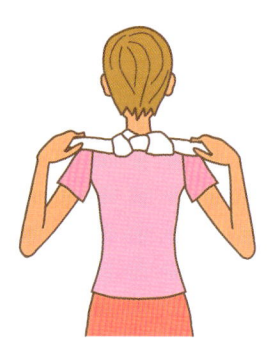

1
① 수건에 매듭 2개를 만든다. 매듭 간격은 손가락 3개가 들어갈 정도로 한다.
② 견갑골 위쪽과 척추 사이에 있는 견갑거근에 수건의 매듭을 갖다 댄다.

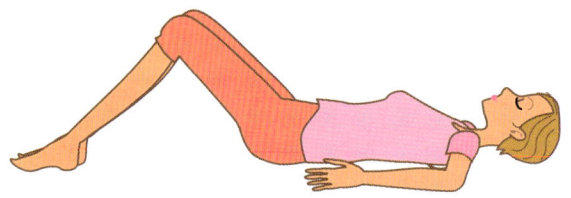

2
③ 수건을 댄 채 바닥에 누워 무릎을 90°로 세운다.
④ 양팔은 바닥에 댄 채 90°로 꺾는다.
※ 견갑거근에 제대로 압력이 가해지도록 딱딱한 바닥에서 한다.

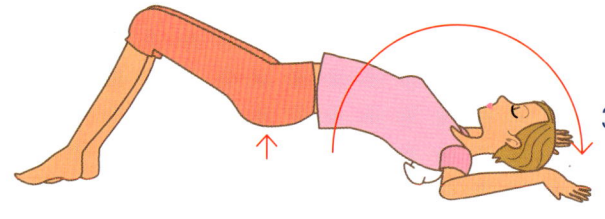

3
⑤ 코로 숨을 들이쉬면서 천천히 엉덩이를 올린다. 동시에 팔꿈치는 그대로 두고 손만 머리 쪽으로 올린다.
⑥ 입으로 숨을 내쉬면서 3초간 이 상태를 유지하고, 천천히 엉덩이와 손을 다시 2번 자세로 한다.
● 1 → 3을 5~10회 반복한다.
※ 수건의 매듭으로 견갑거근이 압박되고 있다는 것을 의식한다.

수건의 매듭 부분을 조금씩 아래로 밀면서 되풀이하면 견갑거근뿐만 아니라 견갑골과 척추 사이에 있는 능형근(菱型筋)에도 압박이 가해져 어깨 결림 해소는 물론 40견, 50견도 예방할 수 있다.

만성적인 어깨 결림이 있을 때

BM MASSING 2
판상근을 손가락으로 압박한다.

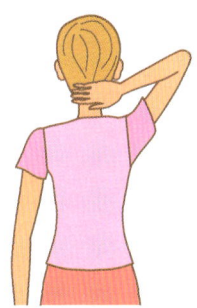

① 코로 숨을 들이쉬면서 목 뒤쪽의 판상근에 검지, 중지, 약지 세 손가락을 갖다 댄다.
② 목 중심을 향해 지그시 누르고 입으로 숨을 내쉬면서 3초간 압박한다.
● 5회 반복한다. 같은 방법으로 반대 방향도 실시한다.
※ 오른쪽 근육은 왼손으로, 왼쪽 근육은 오른손으로 압박하면 힘을 주기가 편하다.

> 수건이 없을 때는 압박을 느낄 정도로 엄지손가락으로 누르면 같은 효과를 볼 수 있다.

BM MASSING 3
판상근을 수건으로 압박한다.

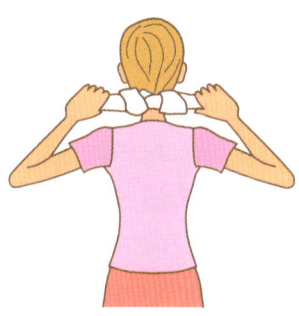

1
① 수건에 매듭 2개를 만든다. 매듭의 간격은 손가락 3개가 들어갈 정도로 한다.
② 매듭이 목의 가장 윗부분에 닿도록 수건을 바짝 목에 걸친다.

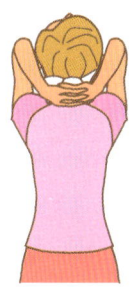

2
③ 목에 힘을 빼고 양손으로 수건을 뒤에서 잡는다.
④ 손으로 목을 감싸듯이 팔꿈치를 모으고 코로 숨을 들이쉬면서 머리를 천천히 뒤로 한다.
⑤ 입으로 숨을 내쉬면서 3초간 유지하고 손을 느슨하게 만든다.
● 1→2를 5~10회 반복한다.
※ 목 뒤쪽의 판상근 윗쪽이 수건 매듭으로 압박하고 있다는 것을 의식한다.

요통을 잡으면
내장 지방도 잡힌다

요통 해소의 핵심은 복횡근이다. 복횡근이 발달하면 요통뿐만 아니라 아랫배도 들어가고 흐트러진 자세나 내장 지방까지도 없앨 수 있다.

요통의 가장 큰 원인은 척추의 피로와 부담이라 할 수 있다. 상체는 복근과 척추에 의해 지탱되지만 장시간 같은 자세를 유지하면 피로를 느끼기 쉽상이다. 이것이 바로 요통을 초래하는 원인이다. 또한 많은 사람들이 '좋은 자세'라고 생각하는 어깨와 가슴을 쫙 펴는 자세는 오히려 몸의 중심이 허리로 이동하게 하여 척추 심층근인 회선근에 부담을 주게 된다. 결과적으로 긴장에 의한 수축 작용이 일어나 척주기립근에도 영향을 미치고, 결국 허리 주위를 긴장시켜 통증을 느끼게 한다.

또 한 가지 중요한 것은 복부 압력의 저하이다. 복부의 압력이 떨어지면 내장이 아래로 내려가 배가 앞으로 나오게 된다. 이는 결과적으로 척추가 배를 지탱하려는 움직임으로 허리에 더 부담을 준다. 앞에서도 말했듯이 상체는 복근과 척추가 지탱하고 있기 때문에 복부 압력, 즉 복근력이 저하되면 그만큼 척추에 부담이 된다. 이 모든 문제들을 해결할 수 있는 것이 복횡근으로, 요통을 없애는 열쇠이다.

복횡근은 복직근보다도 심층부에 있는 근육으로 배를 들어가게 하는 중요한 역할을 한다. 즉 복부 압력을 높이는 데 꼭 필요한 근육이다.

복횡근의 근력을 높이면 앞으로 나와 있던 배가 들어간다. 나아가 복부 압력이 증가하여 몸의 중심으로 이동하기 때문에 허리에 부담이 적어져 요통도 해소할 수 있다.

그뿐만 아니라 복횡근은 상당히 커다란 근육이기 때문에 대사량이 크게 증가되어 내장 지방을 연소시킬 수 있다. 장에 직접적인 자극을 주어 변비도 해소해 준다. 복횡근은 다이어트나 기능 회복에 꼭 필요한 중요한 근육이다.

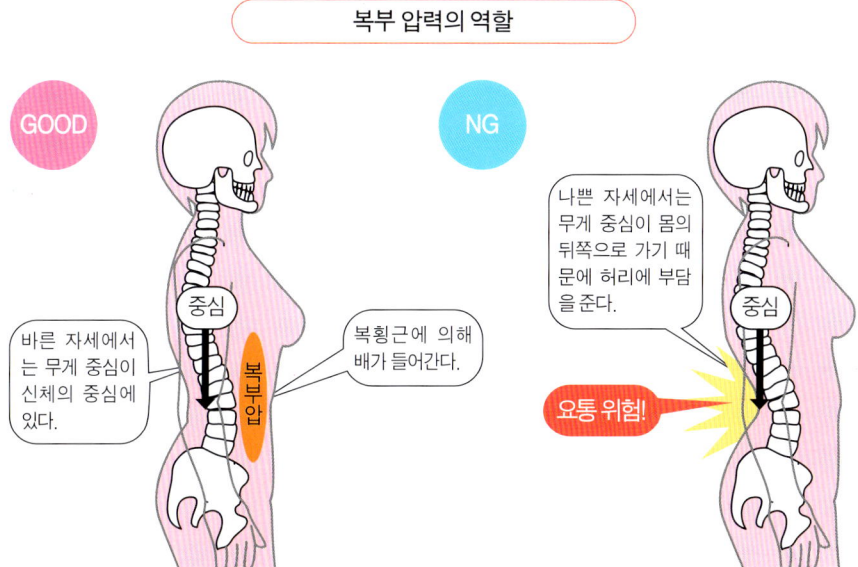

복부 압력의 역할

요통
BM RESISTANCE

기본
BM RESISTANCE *1*
복횡근을 단련하여 복부 압력을 높인다.

1
① 위를 보고 누워 양쪽 무릎을 세운다.
② 팔을 엇갈려 깍지를 끼어 잡은 뒤 위로 쭉 뻗는다.
③ 코로 숨을 들이쉬며 가능한 한 배를 들어가게 한다.

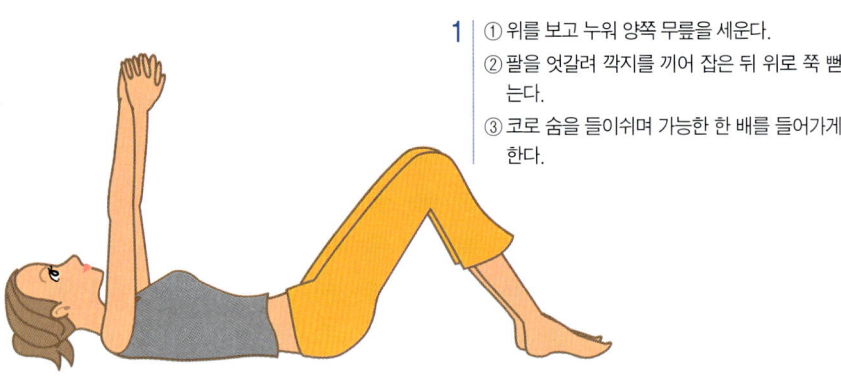

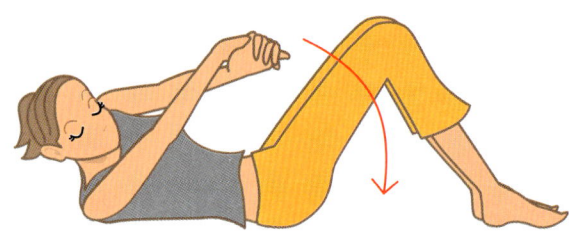

2
④ 머리를 들어올리고 상체를 비틀면서 팔을 상체 오른쪽 앞으로 뻗는다.
⑤ 입으로 숨을 내쉬면서 배를 가능한 한 들어가게 하고, 5초간 이 자세를 유지한다.
● 1 → 2를 5~10회 반복한다. 같은 방법으로 반대 방향도 실시한다.

아랫배가 나왔을 때

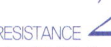

BM RESISTANCE 2
복부 압력을 높이면서
허리를 가늘게 만든다.

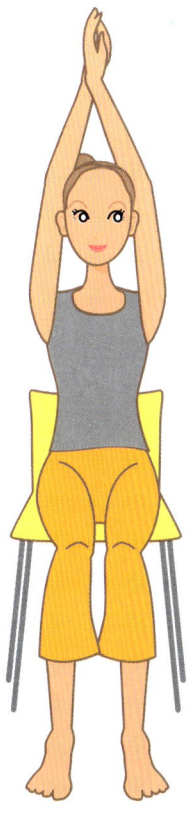

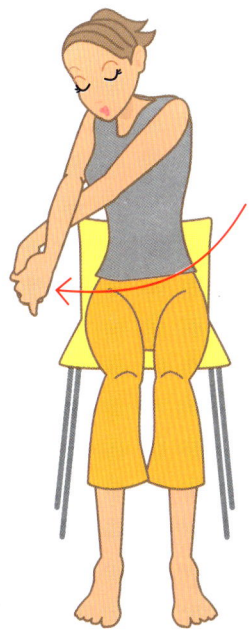

1. ① 의자에 살짝 걸터앉듯이 앉는다.
   ② 팔을 교차시켜 손을 마주잡고 위로 쭉 뻗어 귀 뒤쪽으로 가져간다.
   ③ 코로 숨을 들이쉬면서 5초간 이 자세를 유지한다.

2. ④ 잡은 손을 상체 오른쪽으로 가져가 상체를 비튼다.
   ⑤ 입으로 숨을 내쉬면서 배를 가능한 한 들어가게 하고 이 상태를 5초간 유지한다.
   ● 1 → 2를 5~10회 반복한다. 같은 방법으로 반대 방향도 실시한다.

요통
BM STRETCH

기본 *1*
BM STRETCH

복근과 허리를 동시에 단련한다.

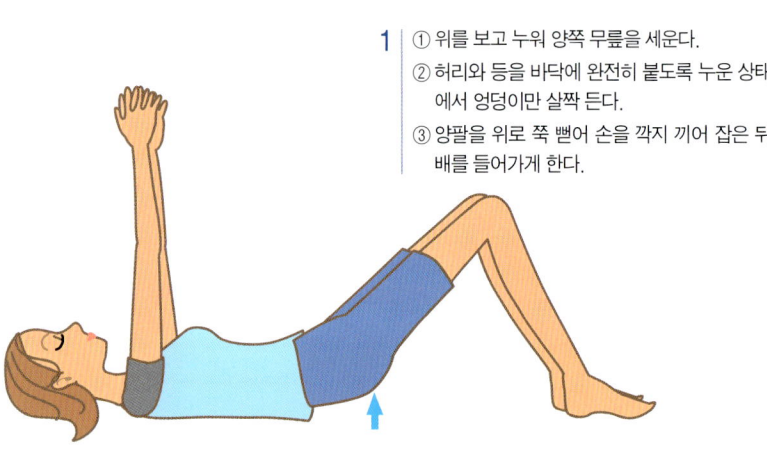

1 | ① 위를 보고 누워 양쪽 무릎을 세운다.
② 허리와 등을 바닥에 완전히 붙도록 누운 상태에서 엉덩이만 살짝 든다.
③ 양팔을 위로 쭉 뻗어 손을 깍지 끼어 잡은 뒤 배를 들어가게 한다.

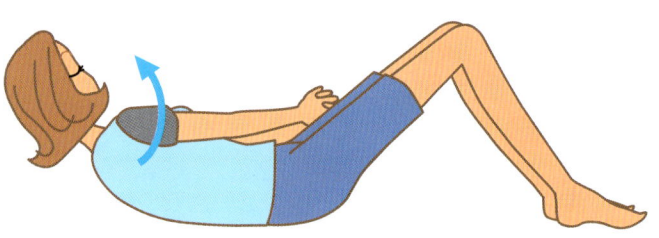

2 | ④ 등을 둥글게 굽혀 상체를 들어 살짝 비튼다.
※ 엉덩이를 든 채로 실시한다.

3 | ● 2 → 3을 좌우 양쪽으로 10회씩 실시한다.

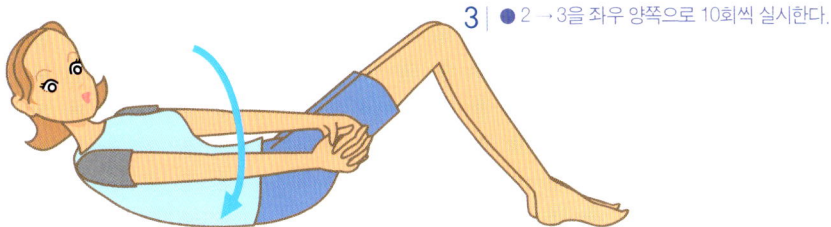

4 | 상체를 비틀고 반대쪽으로 하반신을 비튼다.
※ 어깨는 둥글게 한 상태에서 실시한다.

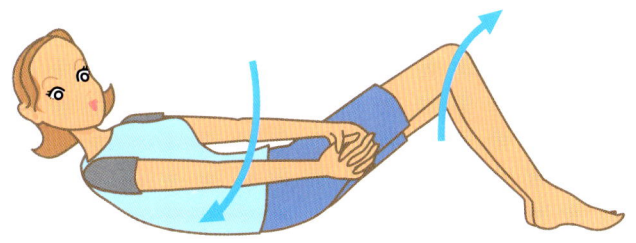

5 | 같은 방법으로 반대 방향도 좌우 10회씩 반복한다.
※ 골반의 위치를 의식하면서 실시한다.

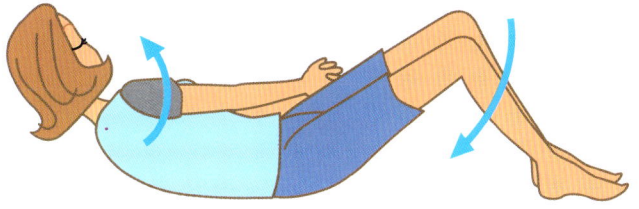

요통
BM MASSING

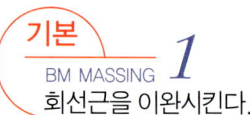

기본 BM MASSING 1
회선근을 이완시킨다.

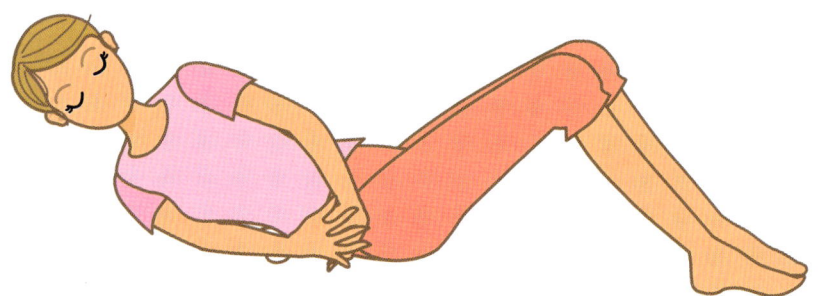

① 골반 윗부분과 척추 끝부분에 매듭 2개를 만든 수건을 대고 위를 보고 눕는다. 코로 숨을 들이쉬면서 양쪽 무릎을 세운다.
② 가능한 한 배를 들어가게 만든다.
③ 입으로 숨을 내쉬면서 머리를 들어올리고, 맞잡은 손을 바닥으로 끌어당기듯이 상체를 비튼다. 이 상태를 3초간 유지한다.
● 좌우 모두 5회씩 반복한다.
※ 양발을 고정한 채 상체를 비틀면서 척추 부분의 근육이 이완되고 있다는 것을 의식한다.

배를 들어가게 한 상태에서 이 운동을 반복하면 복횡근도 단련할 수 있다.

허리에 피로를 느낄 때

BM MASSING 2
회선근과 척추기립근을 압박한다.

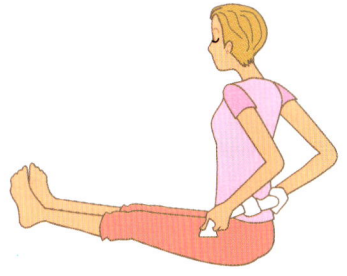

1
① 수건에 매듭을 2개 만든다. 매듭 간격은 손가락이 3개 들어갈 정도로 한다.
② 딱딱한 바닥에 다리를 펴고 앉아 매듭을 만든 수건을 골반 윗부분에 댄다.

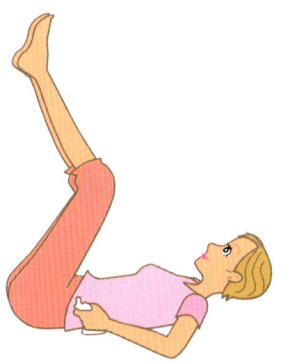

2
③ 상체를 뒤로 눕히고 코로 숨을 들이쉬면서 양쪽 다리와 엉덩이를 든다.
④ 배를 완전히 들어가게 하고 입으로 숨을 내쉬면서 3초간 이 상태를 유지한다. 그리고 1번 자세로 돌아간다.

● 1→2를 10회 반복한다.
※ 수건 매듭에 체중이 실려 척추기립근과 회선근이 압박되고 있다는 것을 의식한다

BM MASSING 3
골반 윗부분을 압박한다.

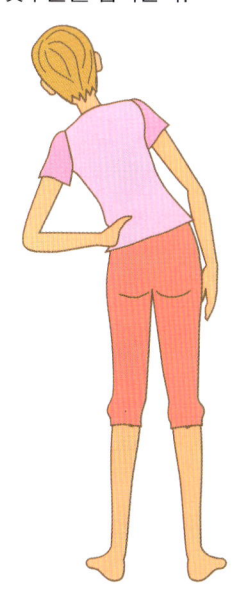

① 양발을 어깨 넓이로 벌리고 정자세로 선다.
② 허리뼈 윗부분을 왼손으로 잡고 코로 숨을 들이쉰다.
③ 손으로 잡은 왼쪽 옆으로 천천히 상체를 굽힌다.
④ 입으로 숨을 내쉬면서 허리뼈 윗부분을 손으로 3초간 압박한다.

● 5회 반복한다. 같은 방법으로 반대 방향도 실시한다.
※ 조금 강하게 손으로 눌러 압박한다.

균형 잡힌 체형의 기본, 척추

틀어진 부분을 바로잡아 중력에 저항할 수 있는 근력을 키우면 바른 체형을 만들 수 있다. 회선근을 바로잡아 아름다운 자세를 유지하자.

틀어진 체형의 가장 큰 원인은 관절과 근육이라 할 수 있다. 동물이 움직일 수 있는 것은 관절 사이에 근육이 붙어 있기 때문이다. 그런데 근육은 운동 부족이나 노화로 인해 수축된다. 이로 인해 관절이 휘어지고 체형이 틀어지는 것이다.

그중에서도 특히 큰 영향을 받는 것이 척추이다. 척추는 태어날 때는 활 모양으로 뒤로 휘어 있지만 성장하여 목을 들 수 있게 되면 목 부분이 앞으로 돌아오고, 걸을 수 있게 될 무렵에는 허리 부분도 앞으로 돌아온다. 결과적으로 나중에는 앞뒤의 균형이 잡혀 S자 모양으로 변하게 되는 것이다.

그러나 척추는 24개의 추골(椎骨)이라는 작은 뼈가 겹쳐져서 만들어지기 때문에 관절이 많고, 근력의 저하나 중력의 영향으로 쉽게 틀어진다. 그렇다면 척추가 틀어지면 신체에 어떤 좋지 않은 영향을 미칠까?

척추, 즉 신체 축이 휘어지면 고양이 등이 된다. 중심이 앞으로 기울어져 쓰러지지 않도록 균형을 잡으려 하기 때문에 근육 밸런스가 흐트러지고, 이로 인해 허리와 가슴, 엉덩이가 처지게 된다. 또한 이것은 근력을 떨어뜨려 대사량도 저하시킨다. 결국에는 '근력의 저하 → 대사량의 저하 → 중력에 의한 지방의 낙하 → 체형의 흐트러짐 → 신체가 틀어짐'을 거쳐 체형 붕괴가 진행되는 것이다.

이것을 막기 위해서는 근력을 회복하고 척추 모양을 유지하는 것이 중요하다. 특히 척추 하나하나를 연결하고 있는 추골(椎骨)을 바로잡아야 한다. 평소에 의식하기 어려운 심층근이지만 몸을 비틀거나 굽히는 동작으로 자극을 줄 수 있으므로 꾸준히 단련하는 것이 중요하다.

회선근은 항상 활동하고 있는 근육이다. 올바른 방법으로 운동하여 피로를 회복하고 바른 자세를 유지하도록 하자.

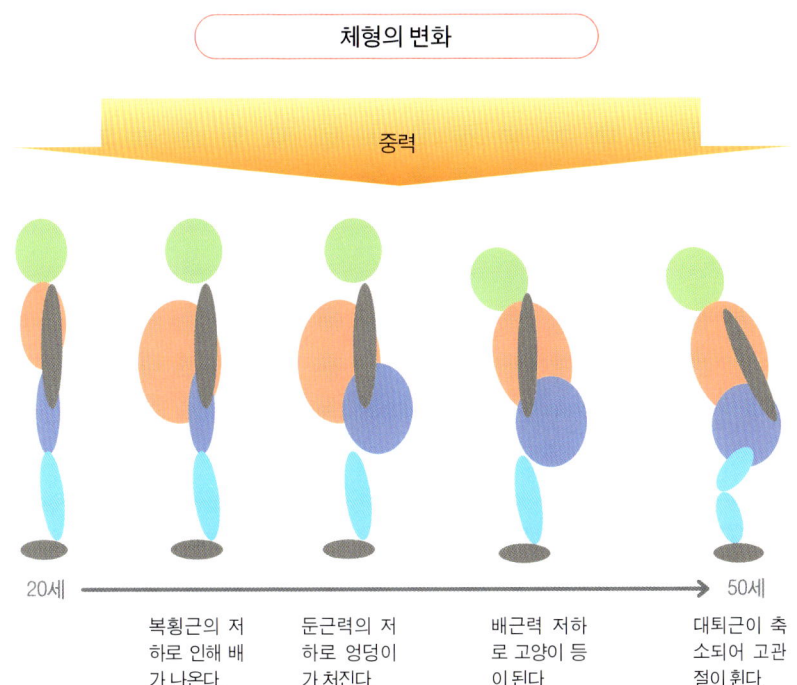

체형의 변화

척추 교정
BM RESISTANCE

기본 BM RESISTANCE *1*
근육 밸런스를 잡아 몸의 중심축을 만든다.

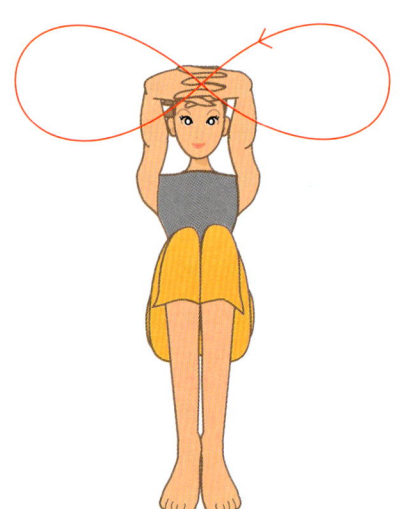

1 | ① 위를 보고 누워 양쪽 다리를 모으고 무릎을 세운다.
② 양손을 잡고 가슴 위로 쭉 뻗는다.
③ 코로 숨을 들이쉬며 머리를 가볍게 든다.

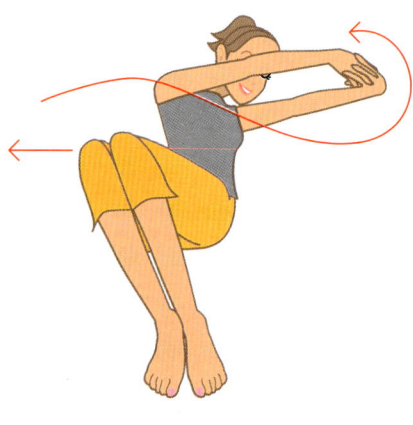

2 | ④ 입으로 숨을 내쉬면서 배를 들어가게 하고, 잡은 손으로 '∞(무한대)'를 그리면서 움직인다. 손과 반대 방향으로 무릎을 움직이고 상체를 비튼다.

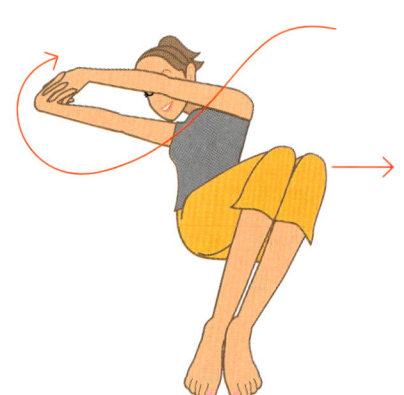

3 | ● '∞(무한대)'를 그린 것을 1회로 하여 5~10회 반복한다.
※ 복근에 부담을 주고 있다는 것과 배가 비틀리고 있다는 것을 의식한다.

운동 부족일 때

BM RESISTANCE 2
허리를 수축·이완시켜 척추를 교정한다.

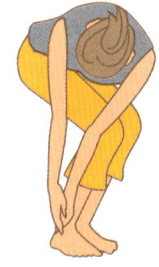

1. ① 양발을 모아 서서 천천히 무릎을 굽히면서 앞으로 숙인다.
② 마주잡은 양손을 오른쪽 다리 복숭아뼈 근처로 가져간다.
③ 입으로 숨을 내쉬면서 배를 들어가게 하고 이 상태를 5초간 유지한다.

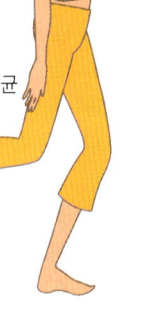

2. ④ 코로 숨을 들이쉬면서 상체를 세우고 무릎을 굽힌 채로 왼발로 선다.
⑤ 왼손을 위로 올린다.
⑥ 오른쪽 다리를 가볍게 뒤로 올려 균형을 잡는다.

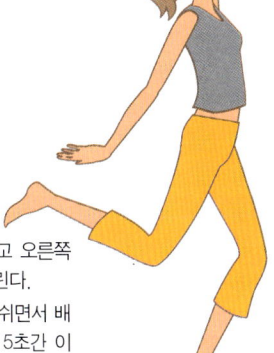

3. ⑦ 왼손과 가슴을 뒤로 젖히고 오른쪽 다리는 가능한 한 위로 올린다.
⑧ 턱을 들고 입으로 숨을 내쉬면서 배를 들어가게 한 상태에서 5초간 이 자세를 유지한다.
● 1 → 3을 좌우 3회씩 반복한다.

척추 교정
BM STRETCH

기본 *BM STRETCH 1*
하반신 운동과 허리의 수축·이완이 척추의 위치를 바로잡는다.

1
① 위를 보고 누워 양쪽 무릎을 세운다.
② 허리를 바닥에 닿게 한 상태에서 가볍게 엉덩이를 든다.
③ 코로 숨을 들이쉰다.

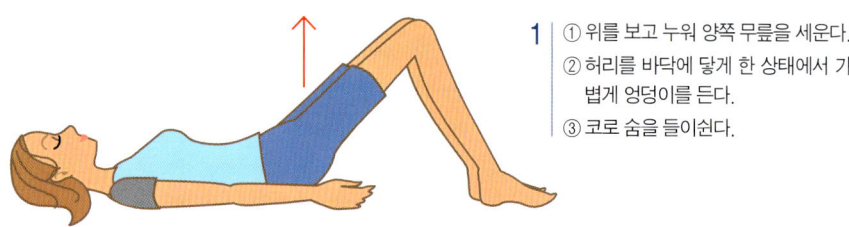

2
④ 배를 들어가게 한 상태에서 입으로 숨을 내쉬며 무릎을 옆으로 천천히 쓰러뜨려 하반신을 비튼다.
※ 엉덩이는 바닥에 닿지 않아야 한다.

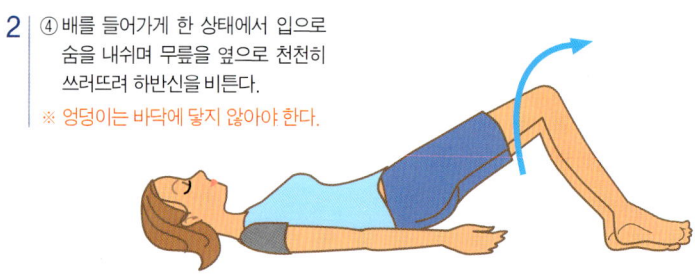

3
⑤ 무릎을 원위치한 뒤 코로 숨을 들이쉬고 입으로 내쉬면서 배를 들어가게 하여 반대 방향으로 돌린다.
● 2 → 3을 20회씩 반복한다.

BM 스트레치

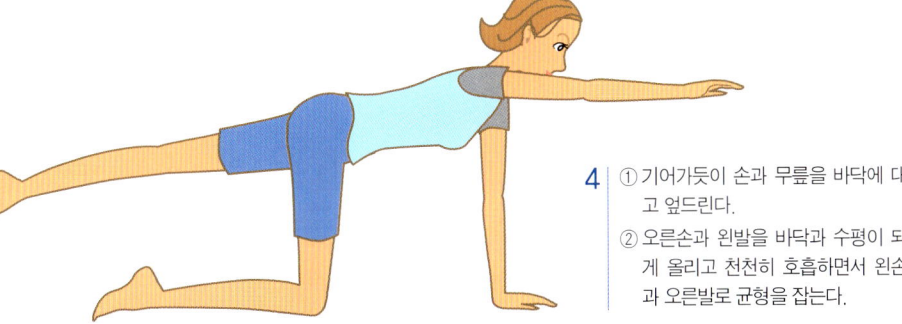

4 ① 기어가듯이 손과 무릎을 바닥에 대고 엎드린다.
② 오른손과 왼발을 바닥과 수평이 되게 올리고 천천히 호흡하면서 왼손과 오른발로 균형을 잡는다.

척추 교정

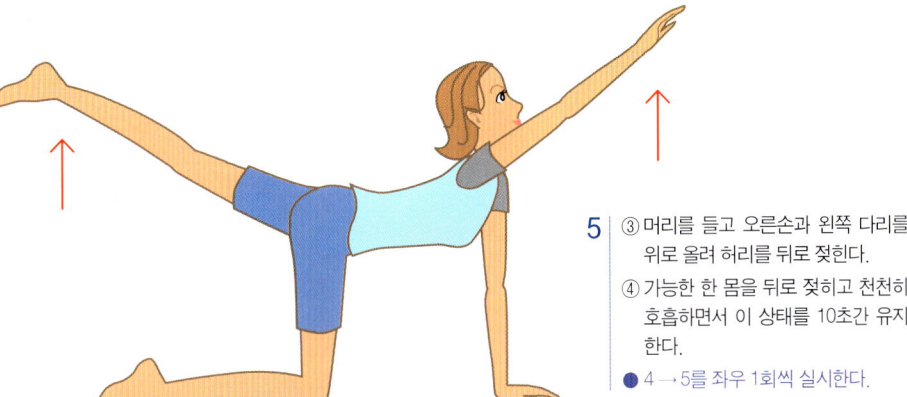

5 ③ 머리를 들고 오른손과 왼쪽 다리를 위로 올려 허리를 뒤로 젖힌다.
④ 가능한 한 몸을 뒤로 젖히고 천천히 호흡하면서 이 상태를 10초간 유지한다.
● 4 → 5를 좌우 1회씩 실시한다.

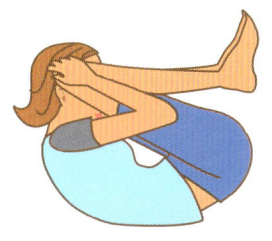

6 ① 위를 보고 누운 상태에서 무릎을 잡고 몸을 둥글게 만든다.
② 턱이 가슴에 닿도록 하고 가능한 한 허리를 둥글게 한다.
③ 천천히 호흡하면서 이 상태를 10초간 유지한다.

기능 회복 프로그램 Part 2

척추 교정
BM MASSING

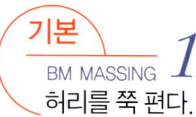

기본 1
BM MASSING
허리를 쭉 편다.

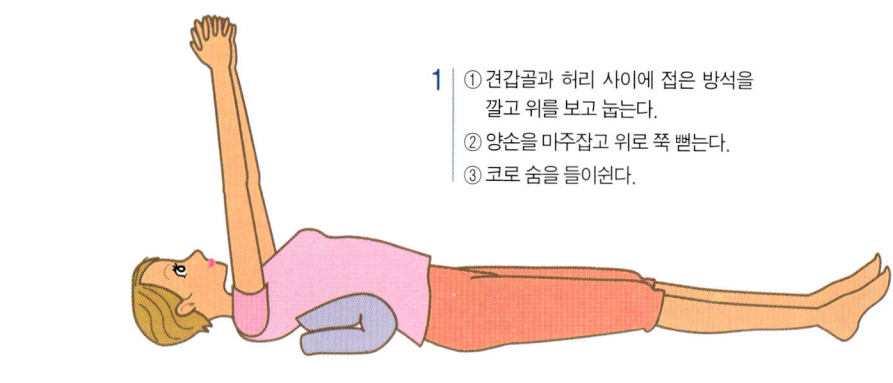

1
① 견갑골과 허리 사이에 접은 방석을 깔고 위를 보고 눕는다.
② 양손을 마주잡고 위로 쭉 뻗는다.
③ 코로 숨을 들이쉰다.

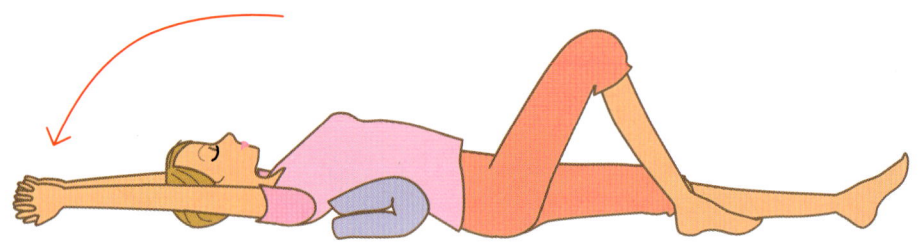

2
④ 한쪽 무릎을 세우고 팔은 머리 위로 뻗는다.
⑤ 배를 완전히 들어가게 하고 입으로 숨을 내쉬면서 3초간 이 상태를 유지한다. 팔을 천천히 원위치한다.
● 1 → 2를 5~10회 반복한다.
※ 끌려가는 듯한 느낌으로 팔을 쭉 뻗는다.

오래 앉아 있는 생활을 할 때

BM MASSING 2
회선근을 이완시킨다.

> 배를 들어가게 한 상태에서 운동하면 복횡근을 단련할 수 있다.

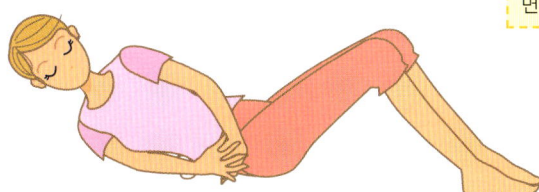

① 골반 윗부분과 척추 옆에 매듭을 만든 수건을 댄다. 위를 보고 누운 뒤 코로 숨을 들이쉬며 양쪽 무릎을 세운다.
② 가능한 한 배를 들어가게 한다.
③ 입으로 숨을 내쉬면서 머리를 들고, 잡은 양손을 바닥에 붙이듯이 몸을 비틀어 3초간 이 상태를 유지한다.
● 좌우 양쪽으로 5회씩 반복한다.
※ 양쪽 발은 고정한 채 상체를 비틀면서 허리의 근육이 늘어나고 있다는 것을 의식한다.

BM MASSING 3
허리뼈 윗부분을 압박한다.

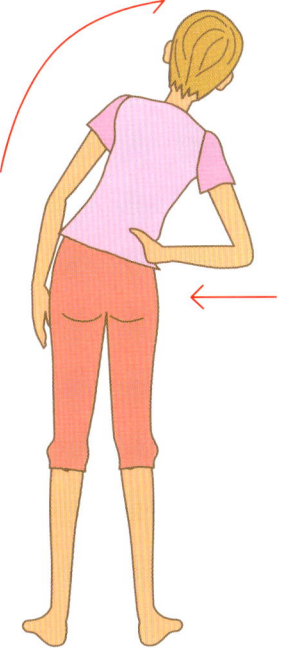

① 다리를 어깨 넓이로 벌리고 편안하게 정자세로 선다.
② 오른쪽 허리뼈 윗부분을 오른손으로 잡고 코로 숨을 들이쉰다.
③ 손으로 잡은 오른쪽으로 천천히 상체를 굽힌다.
④ 입으로 숨을 내쉬면서 손으로 허리뼈 윗부분을 3초간 압박한다.
● 5회 반복한다. 같은 방법으로 반대 방향도 실시한다.
※ 손으로 조금 강하게 눌러 압박한다.

골반 교정으로
높은 대사량을 유지

골반을 바르게 교정하기 위해서는 대요근에 신경 써야 한다. 제대로 근육을 발달시켜 근력을 유지하면 대사량도 떨어지지 않고 젊음을 유지할 수 있다.

척추뿐만 아니라 골반도 주의해야 한다. 골반은 척추와 약 30°의 기울기로 연결되어 있으며, 고관절의 연결 부근에 있다. 근력이 떨어지면 골반도 틀어지기 쉽다.

골반의 전후·좌우가 틀어지는 모양은 다양하지만 근력의 균형이 무너진다는 점은 똑같다. 이는 생활 습관과 밀접한 관계가 있다. 예를 들면 다리를 꼬거나 한쪽 다리에 무게 중심이 가도록 서 있거나 하는 것만으로도 근육 밸런스가 무너져 골반이 틀어진다.

이런 이유로 근력의 균형이 무너지면 척추와 마찬가지로 체형도 변하게 된다. 또한 골반은 고관절과 밀접한 관계가 있기 때문에 골반이 틀어져 고관절이 약해지면 걷는 속도가 떨어지고 보폭도 좁아진다. '걷는다'는 것은 대사량과 관련이 있기 때문에 걷는 속도가 느려지고 보폭이 좁아지면 그만큼 대사량도 떨어진다. 즉 틀어진 골반은 대사량을 떨어뜨려 살찌기 쉬운 체질이 되게 한다.

골반 교정의 핵심은 대요근이다. 대요근은 골반과 허벅지 뼈를 연결하고, 골반의 기울기를 안정시키는 근육이다. 이 근육은 서 있는 자세를 유지하거나 발을 들어올리는 역할을 한다. 즉 걷는 동작에 있어서 중요한 근육이라 할 수 있다.

대요근은 나이가 들어감에 따라 점차 쇠퇴하게 된다. 노인들이 잘 넘어지는 이유도 이 대요근이 약화되었기 때문이다. 지금부터 관리하지 않으면 골반이 더욱 틀어져 걷기가 힘들어질 수 있으며, 심할 경우 노후에는 누운 채로 생활하게 될지도 모른다.

　지금부터 소개하는 것은 대요근을 포함한 허리 주변의 근력을 효과적으로 단련해 주는 운동이다. 지금부터 제대로 실천하여 틀어진 골반을 교정하고, 높은 대사량과 건강한 몸매를 유지하도록 하자.

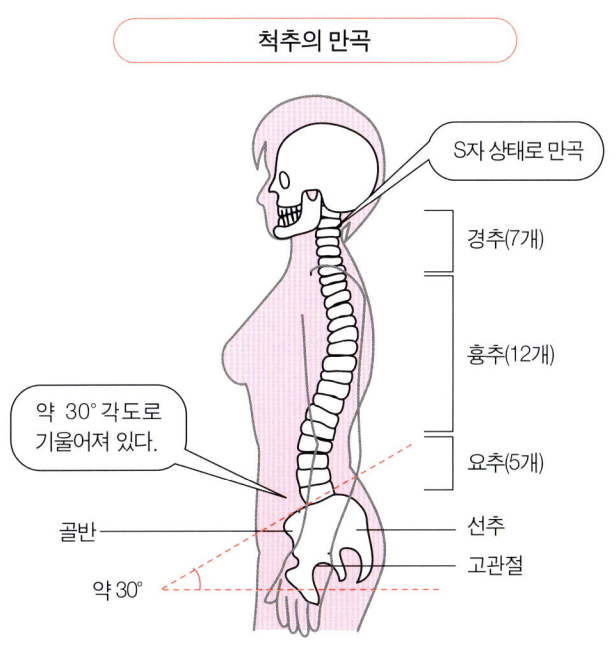

골반 교정
BM RESISTANCE

기본 *1*
BM RESISTANCE
골반 주위 근육을 탄력 있게 바로잡는다.

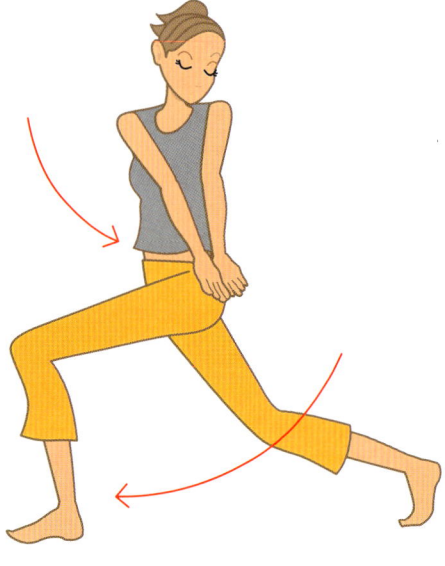

1
① 코로 숨을 들이쉬면서 양팔을 크게 벌려 가슴을 편다.
② 왼쪽 다리를 쭉 뻗은 채 발끝이 바닥을 향하도록 하여 뒤로 들어올린다.
③ 입으로 숨을 내쉬면서 배를 들어가게 하고 이 상태를 5초간 유지한다.
④ 왼쪽 엉덩이에 힘이 들어가는지를 확인한다.

2
⑤ 코로 숨을 들이쉬면서 뒤로 올린 왼쪽 다리를 가능한 한 크고 힘차게 앞으로 쭉 당겨 바닥에 내딛는다.
⑥ 바닥에 발이 닿았으면 양손을 모아 상체를 가능한 한 왼쪽으로 비튼다.
⑦ 입으로 숨을 내쉬면서 배를 들어가게 하고 이 상태를 5초간 유지한다.
● 1 → 2를 좌우 교대로 5~10회씩 실시한다.

고관절이 굳었을 때

BM RESISTANCE 2
고관절과 상체를 동시에 비튼다.

1
① 의자에 앉아 양손을 머리 뒤에서 깍지 끼어 잡는다.
② 왼쪽 다리를 앞으로 뻗어 발끝을 세운다.
③ 코로 숨을 들이쉬면서 왼쪽 다리 발끝을 바깥쪽으로 벌리고, 팔꿈치를 가능한 한 많이 벌려 상체를 오른쪽으로 비튼다.
④ 입으로 숨을 내쉬면서 배를 들어가게 하고 5초간 이 상태를 유지한다.

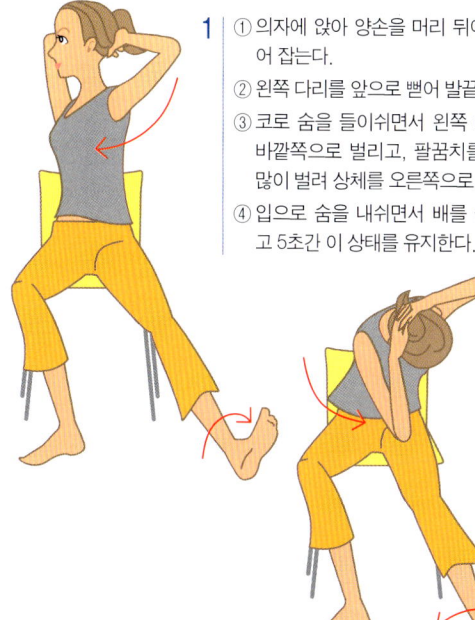

2
⑤ 코로 숨을 들이쉬면서 왼쪽 다리 발끝을 안쪽으로 당기고, 오른쪽 팔꿈치를 왼쪽으로 틀어 상체를 둥글게 숙여 돌린다.
⑥ 오른쪽 옆구리가 수축되어 단단해 졌다는 것을 의식한다.
⑦ 입으로 숨을 내쉬면서 배를 들어가게 하고 5초간 이 상태를 유지한다.

3
⑧ 다리를 가능한 한 많이 벌리고 무릎에 양손을 얹는다.
⑨ 코로 숨을 들이쉬면서 오른쪽 어깨를 안쪽으로 민다.
⑩ 견갑골의 근육이 움직이고 있다는 것을 의식한다.
⑪ 입으로 숨을 내쉬면서 배를 들어가게 하고 5초간 이 상태를 유지한다.
● 1 → 3을 2회씩 반복한다. 같은 방법으로 반대 방향도 실시한다.

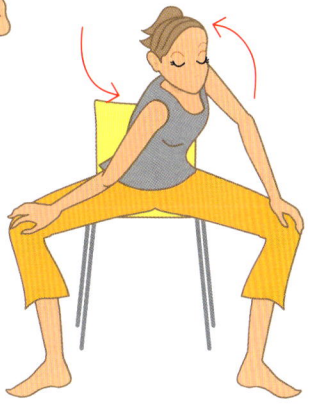

골반 교정
BM STRETCH

기본 *1*
BM STRETCH
골반 주위 근육의 균형을 잡는다.

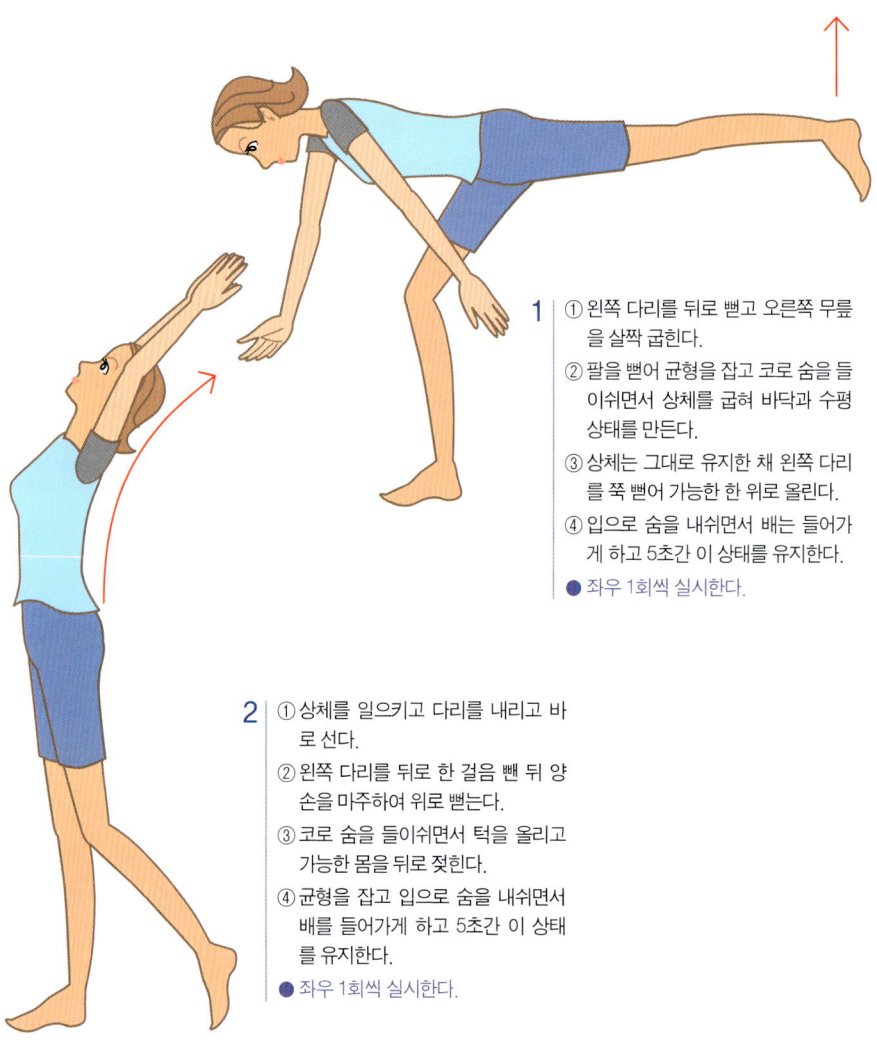

1
① 왼쪽 다리를 뒤로 뻗고 오른쪽 무릎을 살짝 굽힌다.
② 팔을 뻗어 균형을 잡고 코로 숨을 들이쉬면서 상체를 굽혀 바닥과 수평 상태를 만든다.
③ 상체는 그대로 유지한 채 왼쪽 다리를 쭉 뻗어 가능한 한 위로 올린다.
④ 입으로 숨을 내쉬면서 배는 들어가게 하고 5초간 이 상태를 유지한다.
● 좌우 1회씩 실시한다.

2
① 상체를 일으키고 다리를 내리고 바로 선다.
② 왼쪽 다리를 뒤로 한 걸음 뺀 뒤 양손을 마주하여 위로 뻗는다.
③ 코로 숨을 들이쉬면서 턱을 올리고 가능한 몸을 뒤로 젖힌다.
④ 균형을 잡고 입으로 숨을 내쉬면서 배를 들어가게 하고 5초간 이 상태를 유지한다.
● 좌우 1회씩 실시한다.

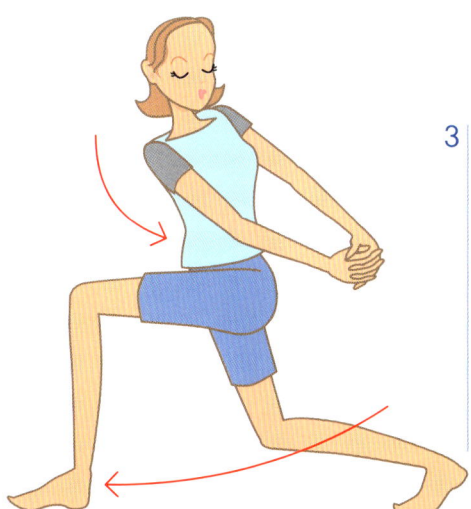

3 ① 코로 숨을 들이쉬면서 뒤로 뺀 왼쪽 다리를 오른쪽 다리 일직선상 앞으로 크게 내딛는다.
② 왼쪽 무릎이 90°가 되도록 상체를 내린다.
③ 시선을 약간 뒤로 하여 상체를 왼쪽 방향으로 뒤틀고 마주잡은 양손을 아래로 쭉 편다.
④ 입으로 숨을 내쉬면서 배를 들어가게 하고 5초간 이 상태를 유지한다.
● 좌우 1회씩 실시한다.

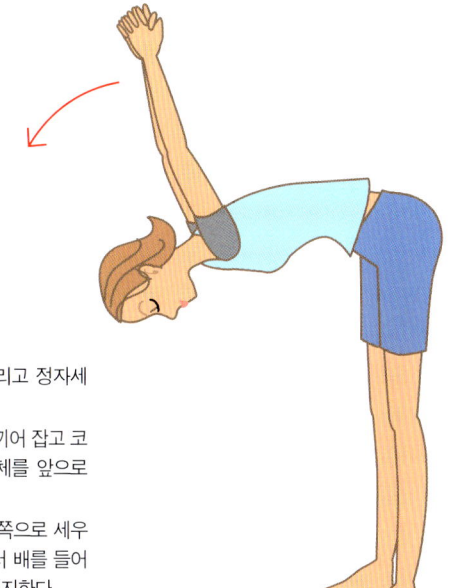

4 ① 양발을 어깨 넓이로 벌리고 정자세로 선다.
② 양손을 몸 뒤에서 깍지 끼어 잡고 코로 숨을 들이쉬면서 상체를 앞으로 숙인다.
③ 뒤로 잡은 양손을 머리 쪽으로 세우고 입으로 숨을 내쉬면서 배를 들어가게 한 상태를 5초간 유지한다.
※ 무릎은 굽히지 말고 팔이 머리 위로 당기는 기분으로 한다.

골반 교정
BM MASSING

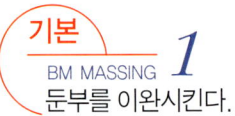

기본 1
BM MASSING
둔부를 이완시킨다.

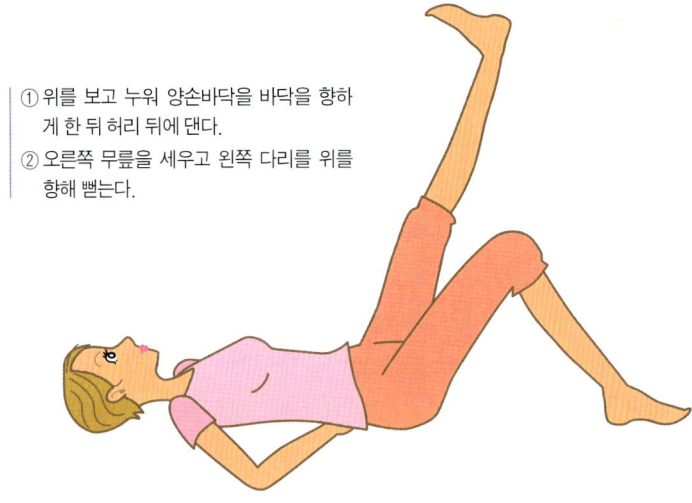

1
① 위를 보고 누워 양손바닥을 바닥을 향하게 한 뒤 허리 뒤에 댄다.
② 오른쪽 무릎을 세우고 왼쪽 다리를 위를 향해 뻗는다.

2
③ 코로 숨을 들이쉬면서 위로 올린 왼쪽 다리를 오른쪽으로 기울여 엉덩이가 이완되고 있다는 것을 의식한다.
④ 입으로 숨을 내쉬면서 3초간 이 상태를 유지하고 원위치한다.
● 1 → 2를 5회 반복한다. 같은 방법으로 반대 방향도 실시한다.
※ 상체와 오른쪽 다리가 흔들리지 않도록 한다.

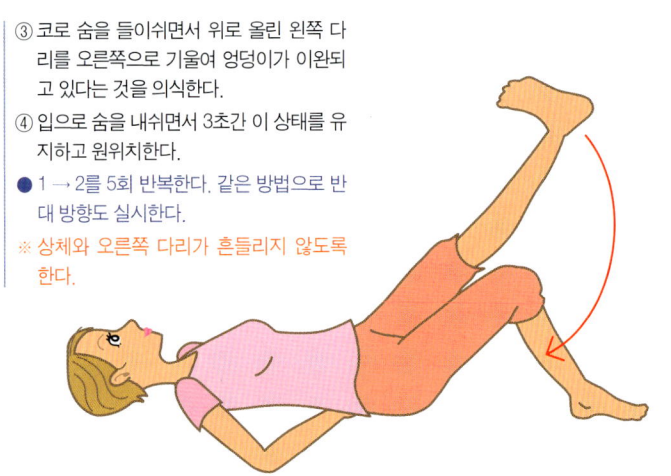

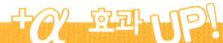

평소에 자주 걷지 않을 때

BM MASSING 2
고관절 주위를 압박한다.

① 다리를 옆으로 하고 앉아 오른손으로 바닥을 짚어 몸을 지탱하고 코로 숨을 들이쉰다.
② 입으로 숨을 내쉬면서 몸 측면의 다리 연결 부근의 근육을 왼손끝으로 3초간 압박한다.
● 5회 반복한다. 같은 방법으로 반대 방향도 실시한다.

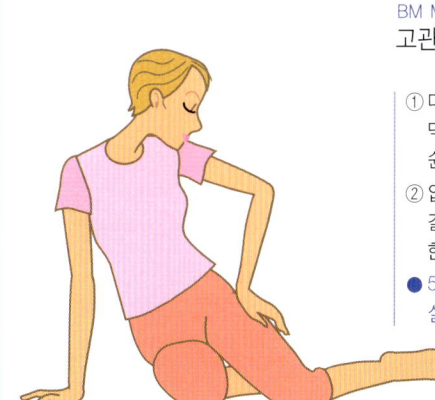

BM MASSING 3
중둔근 풀어 주기

① 의자에 앉는다.
② 천천히 코로 숨을 들이쉬고 입으로 내쉬면서 손바닥 전체를 이용하여 엉덩이 위쪽 중둔근을 가볍게 힘을 주어 원을 그리듯이 주물러서 풀어 준다.
● 3회 반복한다. 같은 방법으로 반대 방향도 실시한다.

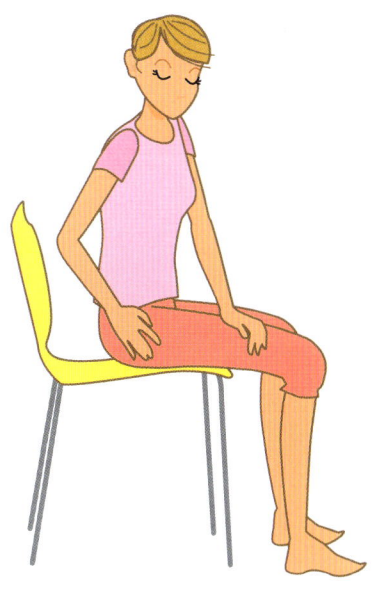

냉·부종 해소로
혈액 순환을 원활하게

혈액 순환의 악화로 인한 냉과 부종도 BM 엑서사이즈가 효과적이다. 취침 전에 하면 더욱 효과적으로 붓기를 제거할 수 있다.

냉은 특히 손가락과 발가락 끝에 잘 나타나며, 겨울뿐만 아니라 여름에도 냉방에 의해 생기는 경우도 있다.

손발이 차가워지는 것은 심장에서 멀리 떨어져 있기 때문으로, 외부 노출에 의해 체온이 방출되는 것이 원인이다. 근본적으로는 혈액 순환의 악화, 즉 몸 전체를 돌고 있는 혈액이 손발 끝까지 다다르지 않기 때문이다.

혈액이 세포 구석구석까지 이를 수 있도록 만들어 영양소와 산소를 공급하기 위해서는 근육의 수축과 이완 작용이 중요하다. 그러나 몸이 차가워져서 체온이 떨어지면 혈액 공급도 원활하지 못해 근육 활동이 둔해진다. 나아가 대사량이 떨어져 근육 활동이 저하되는 '저하의 악순환'이 반복된다.

근육 활동의 저하는 '냉'뿐만 아니라 '부종'의 원인이 되기도 한다. 부종의 원인은 혈액의 일부가 세포 밖으로 흘러나간 채 조직액으로 남아 버리기 때문이다. 이 상태를 방치하면 조직액이 세포 혈관을 압박하여 혈액 순환이 더욱 악화된다. 혈액 순환이 악화되면 산소나 영양소 공급이 불충분해져 피로 물질인 유산이 더욱더 늘어나 만성 피로 상태가 된다. 결과적으로 냉과 같은 '저하의 악순환'이 발생하는 것이다.

이러한 냉이나 부종에 의한 악순환에서 해방되기 위해서는 우선 혈액의 흐름을 개선할 필요가 있다. 중요한 것은 근육 내에 쌓인 유산을 배출하여 조직액을 세포 혈관이나 림프관으로 되돌리는 것이다. 이로 인해 부종이 해소되고, 혈액 순환이 원활해져 냉도 치료할 수 있다.

최근에는 림프 마사지라 하여 림프관을 누르거나 피부를 자극하는 방법도 있지만 이 방법으로는 효과적으로 유산을 배출할 수 없다. 중요한 것은 확실히 근육에 압력을 가하는 것이다. 이로 인해 유산을 회수하는 혈관과 림프관의 상태가 활성화되면 효과적으로 유산을 배출할 수 있다.

조직액이나 유산을 세포 혈관으로 되돌려 혈액 순환을 원활하게 하고 대사량을 높이는 것이 냉과 부종을 해소할 수 있는 방법이다. 이를 위해서는 BM 엑서사이즈가 가장 적당한 방법이라 할 수 있다.

3종류의 운동을 적절히 구성하여 효과적으로 혈액 순환을 원활하게 하자.

냉 · 부종
BM RESISTANCE

기본 *BM RESISTANCE* **1**

종아리 붓기를 제거하여 혈액 순환을 원활하게 한다.

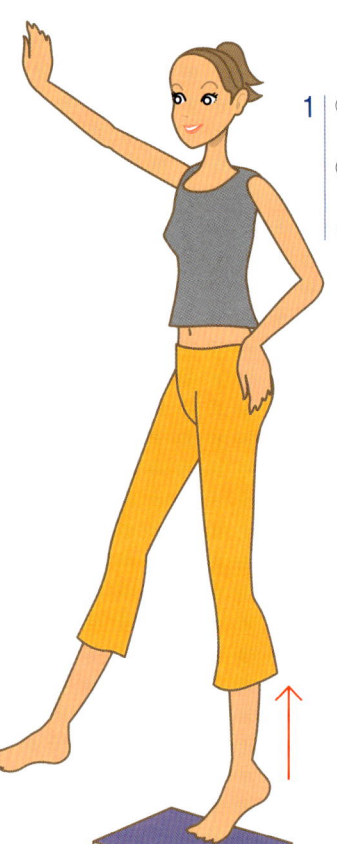

1
① 벽에 한 손을 대고 몸을 지탱한 채 두꺼운 책 위에 한쪽 발끝으로 선다.
② 코로 숨을 들이쉬고 입으로 내쉬면서 배를 들어가게 한 채 5초간 발끝으로 선다.
※ 종아리가 수축되고 있다는 것을 의식한다.

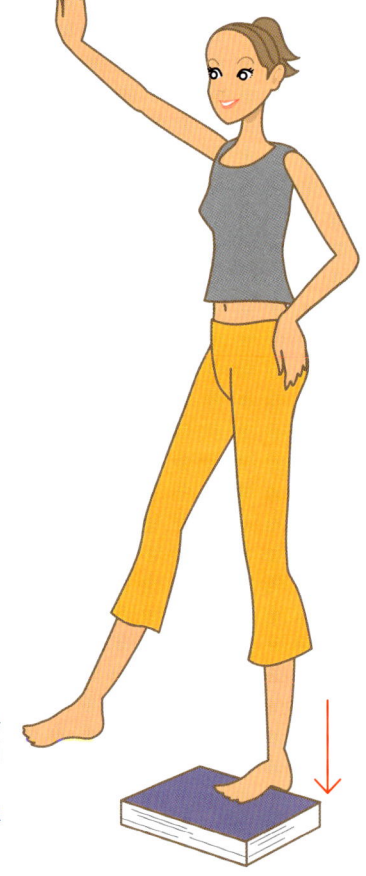

2 ③ 코로 숨을 들이쉬면서 5초 동안 뒤꿈치를 내리고 입으로 숨을 내쉬면서 배를 들어 가게 한 채 5초간 이 상태를 유지한다.
● 1 → 2를 10회 반복한다. 같은 방법으로 반대 방향도 실시한다.

무릎 아래가 무겁다고 느낄 때

BM RESISTANCE 2
무릎 아랫 부분 운동으로 몸의 구석구석까지 혈액을 공급한다.

1
① 허리를 펴고 의자에 앉아 양손으로 의자를 붙잡고 상체를 지탱한다.
② 코로 숨을 들이쉬면서 한쪽 발을 바닥과 평행이 되도록 앞으로 쭉 뻗는다.
③ 발등을 뻗고 종아리 근육을 수축시켜 발 앞면의 근육을 이완시킨다.
④ 입으로 숨을 내쉬면서 배를 들어가게 한 채 5초간 이 상태를 유지한다.

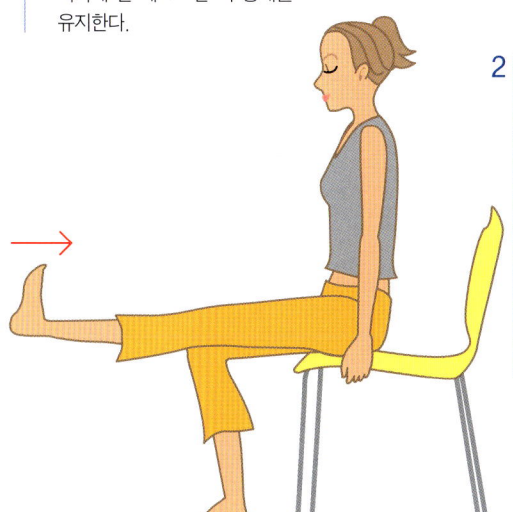

2
⑤ 코로 숨을 들이쉰 뒤 발끝을 몸 쪽으로 당겨 준다.
⑥ 뒤꿈치를 밀어내듯이 힘을 주어 종아리 근육을 이완시켜 발 앞면 근육을 수축시킨다.
⑦ 입으로 숨을 내쉬면서 배를 들어가게 한 채 5초간 이 상태를 유지한다.
● 1 → 2를 5~10회 반복한다. 같은 방법으로 반대 방향도 실시한다.

냉 · 부종
BM STRETCH

기본 *1*
BM STRETCH
발끝에서 햄스트링까지
근육을 활성화한다.

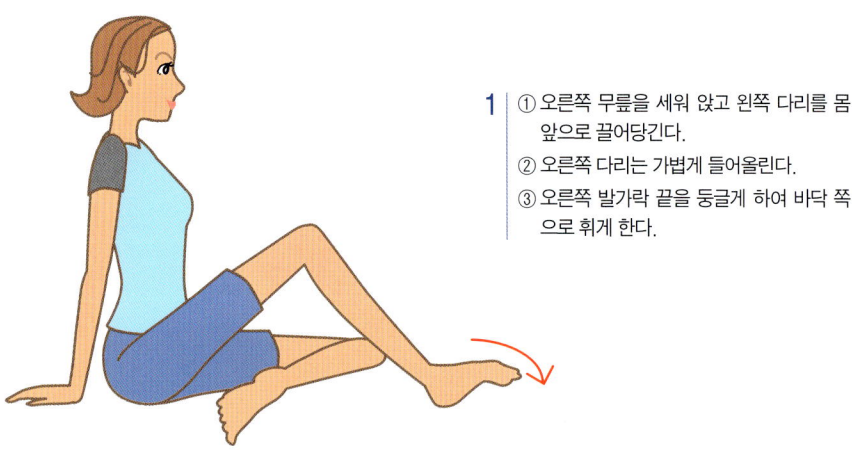

1　① 오른쪽 무릎을 세워 앉고 왼쪽 다리를 몸 앞으로 끌어당긴다.
　② 오른쪽 다리는 가볍게 들어올린다.
　③ 오른쪽 발가락 끝을 둥글게 하여 바닥 쪽으로 휘게 한다.

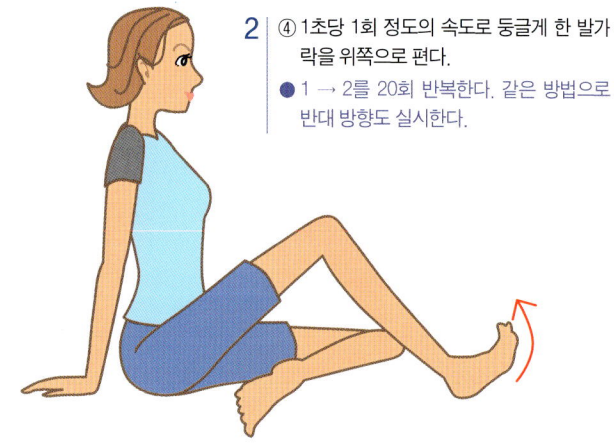

2　④ 1초당 1회 정도의 속도로 둥글게 한 발가락을 위쪽으로 편다.
　● 1 → 2를 20회 반복한다. 같은 방법으로 반대 방향도 실시한다.

3 | ① 왼쪽 다리의 발뒤꿈치를 바닥에 붙이고 양손으로 발끝을 잡는다.

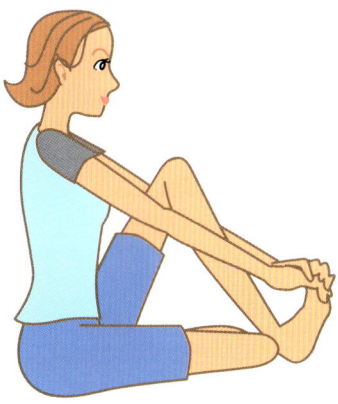

4 | ② 턱이 무릎에 닿도록 허리를 둥글게 한다.
※ 허리 전체 근육을 의식하면서 실시한다.

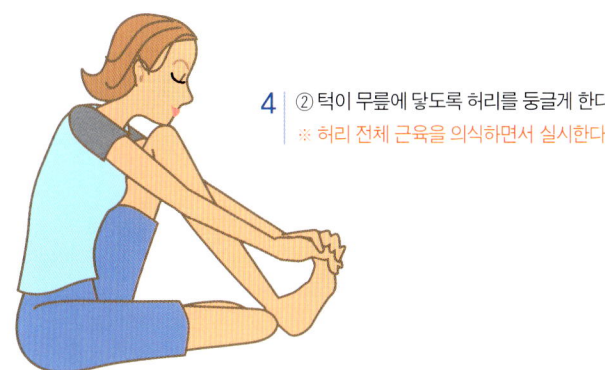

5 | ③ 발끝을 붙잡은 채 천천히 왼쪽 발을 쭉 펴서 이완시킨다.
④ 오른쪽 무릎을 세워 균형을 잡는다.
⑤ 천천히 코로 숨을 들이쉬고 입으로 내쉬면서 10초간 이 상태를 유지한다.
● 3→5를 좌우 1회씩 실시한다.

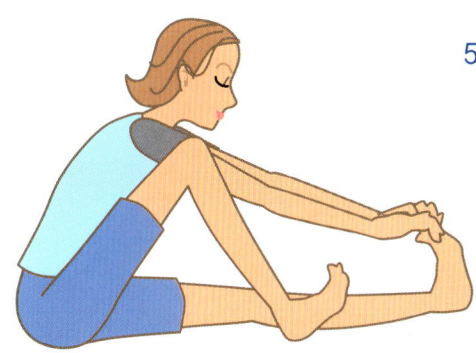

냉 · 부종
BM MASSING

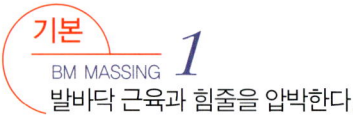

기본 BM MASSING 1
발바닥 근육과 힘줄을 압박한다.

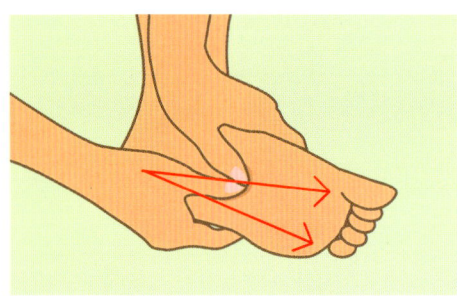

발뒤꿈치에서 엄지발가락까지 연결된 힘줄과 새끼발가락까지 연결된 힘줄을 엄지로 3초씩 누르면서 천천히 코로 숨을 들이쉬고 입으로 내쉰다.
- 좌우 1회씩 실시한다.
※ 발뒤꿈치부터 발끝 방향으로 조금씩 손가락을 움직이면서 강하게 누르는 것이 요령이다.

변형 동작 Variation
팔꿈치를 이용하여 한꺼번에 누른다.

① 의자에 앉아서 내린 오른쪽 허벅지에 왼쪽 다리를 얹는다.
② 발바닥이 위로 가게 한 뒤 팔꿈치로 체중을 실어 압박한다.
- 좌우 1회씩 실시한다.
※ 혈의 위치를 확인할 필요도 없고, 힘을 들일 필요도 없기 때문에 손쉽게 할 수 있다.

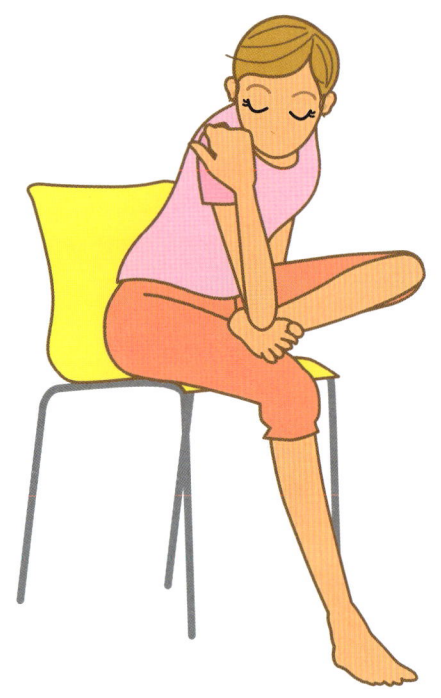

발의 붓기가 심할 때

BM MASSING 2
종아리 뒤쪽을 문지르면서 압박한다.

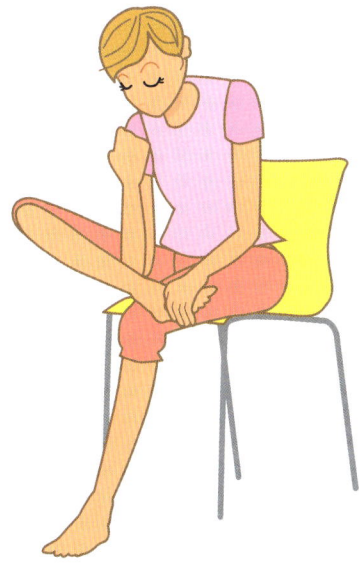

① 의자에 앉아 왼쪽 허벅지에 오른쪽 다리를 얹는다.
② 왼손으로 오른쪽 발등을 잡는다.
③ 오른쪽 팔꿈치 아래를 종아리의 뒤쪽에 대고 압력을 가하며 코로 숨을 들이쉰다.
④ 입으로 숨을 내쉬면서 아킬레스건에서 무릎 뒤쪽을 향해 3초간 문지른다.
● 3회 반복한다. 같은 방법으로 반대 방향도 실시한다.

BM MASSING 3
종아리 안쪽 측면을 압박한다.

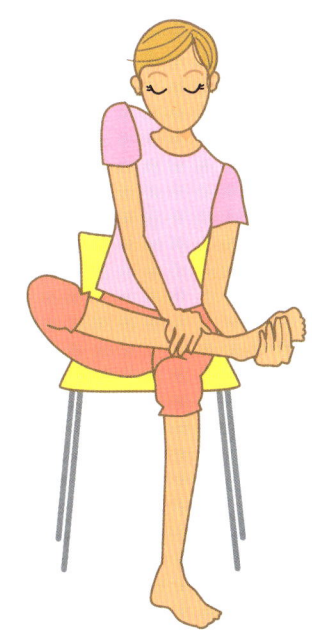

① 의자에 앉아 왼쪽 허벅지에 오른쪽 다리를 얹는다.
② 왼손으로 오른쪽 발끝을 잡는다.
③ 오른손으로 정강이뼈 옆을, 아킬레스건에서 무릎 뒤쪽을 향해 손끝으로 3초씩 압박한다.
● 좌우 1회씩 실시한다.
※ 천천히 코로 숨을 들이쉬고, 입으로 내쉬면서 체중을 실어 눌러 준다.

올바른 마사지 방법으로 효과 UP
'BM 매싱' 테크닉

> BM 매싱은 단순한 마사지가 아니다. 압력을 가하여 효과적으로 피로를 풀어 주고 대사량을 끌어올리는 운동이다.

주먹 압박

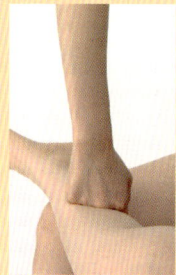

주먹을 이용한 방법으로, 매싱 부분에 손가락의 제2관절 부분을 대고 주먹이 굴러가듯이 손목 방향을 바꾸면서 압박한다.

손바닥 압박

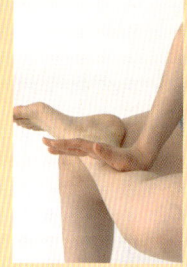

손바닥의 가장 두꺼운 부분을 이용한 방법으로 손바닥을 살짝 꺾어 체중을 약간 실어 밀듯이 압박한다.

지압

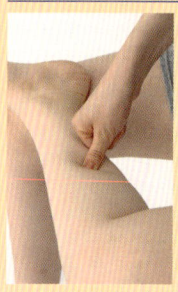

손가락을 이용한 대표적인 방법으로 혈을 누를 때는 엄지를 이용하는 것이 일반적이지만 매싱에서는 검지, 중지, 약지 세 손가락을 사용하기도 한다.

팔꿈치 슬라이딩

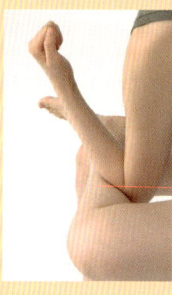

팔꿈치 아래를 매싱 부분에 대고 누르면서 옆으로 이동하는 방법이다. 익숙해질 때까지는 힘을 주기가 쉽지 않으므로 연습이 필요하다.

팔꿈치 압박

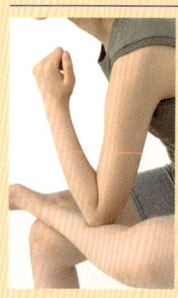

팔꿈치 끝으로 압박하는 방법으로, 손가락과 달리 조금 넓은 범위를 효과적으로 압박하고 싶을 때 실시하면 좋다.

손바닥 슬라이딩

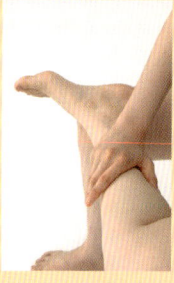

손바닥 전체를 미끄러지듯 하여 넓은 부분을 압박하는 방법이다. 그냥 문지르는 것이 아니라 손으로 매싱 부분을 누르면서 실시한다.

Part 3

'BM 엑서사이즈' 다이어트

부위별 탄력 있는 몸매 만들기

운동 부족과 신체적인 문제가 해결되었다면 이미 대사량이 증가하여 살찌지 않는 체질이 되어 있을 것이다. 이제 드디어 처진 몸매를 탄력 있게 만드는 과정을 시작할 차례이다.

여기서는 부위별로 효과가 뛰어난 운동 프로그램을 소개하고 있으므로 신경 쓰이는 신체 부위를 따로 관리할 수 있는 장점이 있다. 이상적인 몸매를 목표로 삼아 노력하도록 한다.

탄탄한 아랫배와 S라인 허리

복횡근이 발달하면 변비 고민도 해결된다. 몸속의 노폐물이 깨끗이 씻겨 내려가 허리가 날씬해지므로, 다이어트에는 복횡근 운동이 가장 효과적이다.

나이가 들어감에 따라 아랫배는 처지고 몸매의 S곡선은 사라진다. 다이어트를 하는 사람들이 가장 빼고 싶어하는 부분 역시 허리이다.

허리 살을 빼기 위해서는 복횡근 운동이 필수적이다. 그러나 이 운동은 상당히 힘들기 때문에 매일 실천하기란 어려울 것이다. 또한 잘못된 방법으로 운동하게 되면 요통의 위험도 따른다. 그렇다면 어떤 방법으로 해야 할까?

최신 BM 엑서사이즈는 복직근이 아닌 복횡근 운동을 목적으로 하고 있다. 이는 요통 부분에서도 설명했지만 복부 심층부에 있는 커다란 근육으로, 탄탄한 배를 만드는 데 가장 중요한 근육이다.

아랫배가 나오거나 허리에 곡선이 생기지 않는 것은 근육량이 떨어져 내장이 내려앉기 때문이다. 이는 스타일의 문제뿐만 아니라 변비나 요통의 원인이 되기도 하며, 나아가서는 내장 지방 등이 붙어 생활습관병을 유발하기도 한다. 내려앉은 내장을 복부 압력에 의해 위로 올리고, 나아가 장의 유연성을 회복해 그 기능을 활성화할 수 있게 해 주는 것이 복횡근이다.

복횡근은 배를 들어가게 만들 때 주로 움직이는 근육이기 때문에 일반적인 운동으로는 발달시키기가 힘들다. 말 그대로 심층근이기 때문이다.

이런 문제를 해결해 주는 것이 아이바식 호흡법을 도입한 'BM 엑서사이즈 다이어트'이다.

'아이바식 호흡법'은 입으로 숨을 내쉴 때 배를 들어가게 하는 방법으로 복횡근을 항상 긴장시키며, 호흡법과 함께 운동하기 때문에 단기간에 효과적으로 복횡근을 단련할 수 있다.

더불어 몸을 비틀기 때문에 복사근까지 발달하게 된다. 이는 복부 양쪽에 있는 근육으로, 날씬한 허리를 만드는 데 반드시 필요한 근육이다. 이 두 가지 근육을 단련하면 누구나 탄탄한 아랫배와 S라인이 살아 있는 날씬한 허리를 만들 수 있다.

또한 복횡근은 장의 연동 운동을 촉진하여 변비를 제거해 준다. 변비가 해결되면 몸속의 독소가 빠져나가 대사량이 올라가고 살이 쉽게 빠지며 피부도 깨끗해진다.

몸속부터 깨끗이 만들고 건강하게 살을 빼는 가장 이상적인 다이어트에 있어 복횡근의 역할은 상당히 중요하다.

아랫배·허리
BM RESISTANCE

기본 BM RESISTANCE **1**

복부 전체 근육을 단숨에 조여 준다.

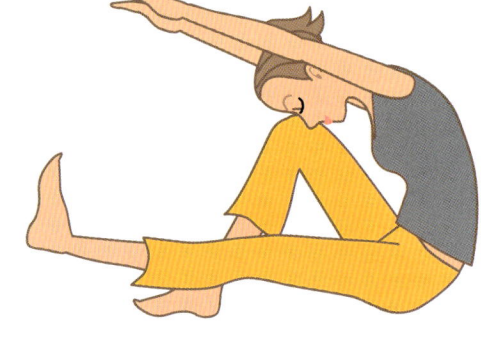

1
① 다리를 쭉 뻗고 앉아 배를 들어가게 하고 오른쪽 무릎을 세운다.
② 등을 둥글게 하고 양손을 귀 뒤에 붙여 머리 위로 뻗는다.
③ 코로 숨을 들이쉬면서 뻗은 왼쪽 다리를 조금 들어올린다.

2
④ 입으로 숨을 내쉬면서 배를 들어가게 하고, 어깨 위의 자세를 그대로 유지한 채 5초간 상체를 천천히 뒤로 움직인다.
⑤ 둥글게 한 등을 유지하고 견갑골이 바닥에 닿지 않는 정도에서 멈춘다.
● 1→2를 5회 반복한다. 같은 방법으로 반대 방향도 실시한다.

> 힘들 때는 양손을 앞으로 뻗으면 좀 더 쉽게 운동할 수 있다.

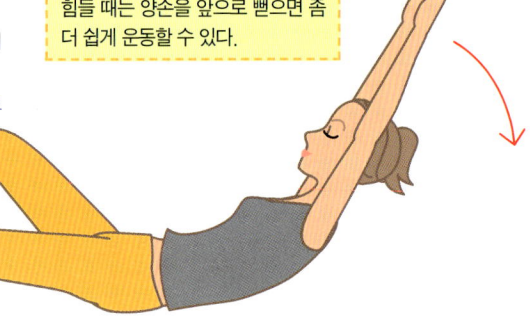

NG

등을 펴면 복근 운동의 효과가 없으므로 둥글게 한 상태에서 운동하도록 한다.

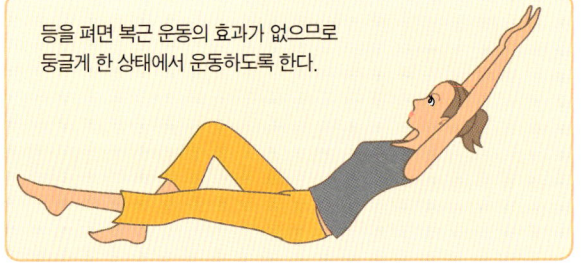

걷는 것만으로 피로를 느낄 때

BM RESISTANCE 2
상체를 비틀어 효과적으로 몸매를 다듬는다.

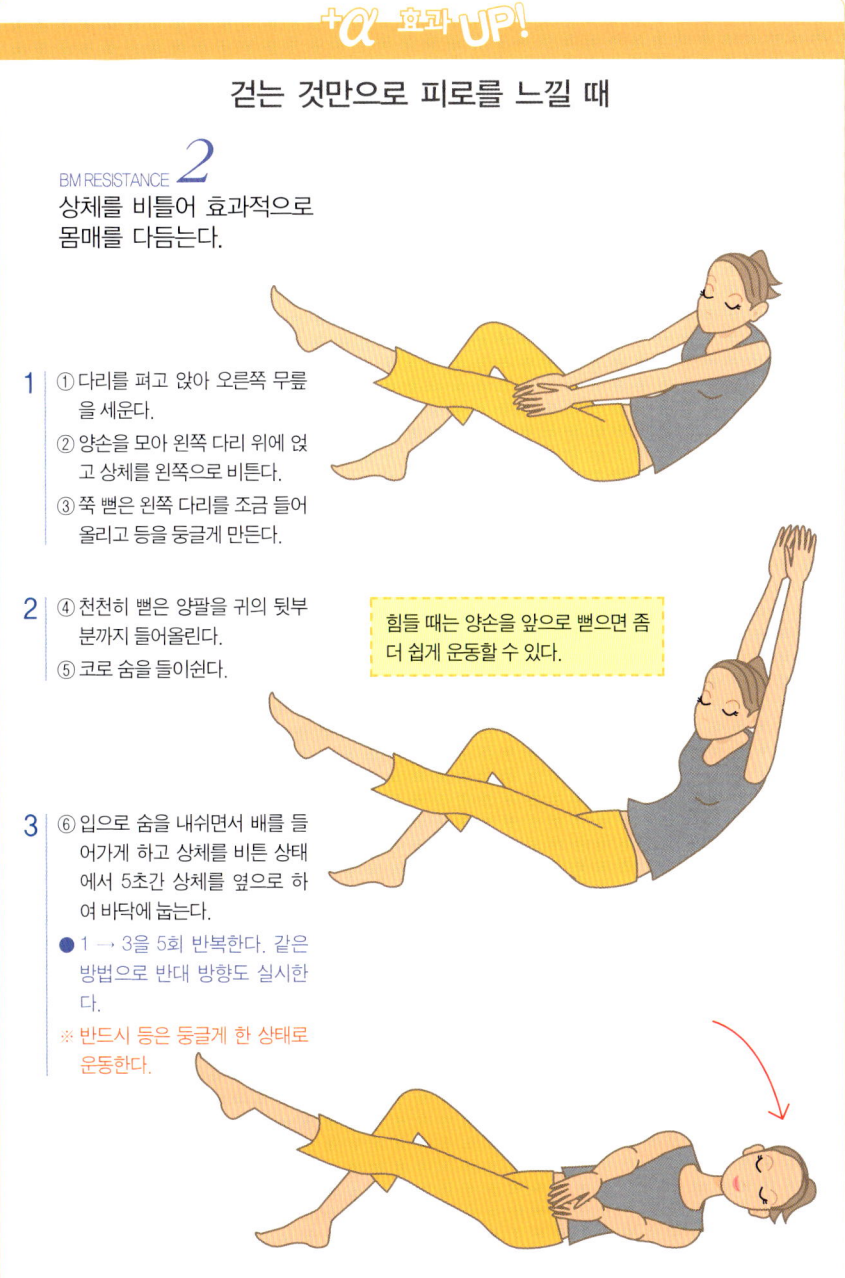

1
① 다리를 펴고 앉아 오른쪽 무릎을 세운다.
② 양손을 모아 왼쪽 다리 위에 얹고 상체를 왼쪽으로 비튼다.
③ 쭉 뻗은 왼쪽 다리를 조금 들어올리고 등을 둥글게 만든다.

2
④ 천천히 뻗은 양팔을 귀의 뒷부분까지 들어올린다.
⑤ 코로 숨을 들이쉰다.

> 힘들 때는 양손을 앞으로 뻗으면 좀 더 쉽게 운동할 수 있다.

3
⑥ 입으로 숨을 내쉬면서 배를 들어가게 하고 상체를 비튼 상태에서 5초간 상체를 옆으로 하여 바닥에 눕는다.

● 1 → 3을 5회 반복한다. 같은 방법으로 반대 방향도 실시한다.

※ 반드시 등은 둥글게 한 상태로 운동한다.

아랫배 · 허리

아랫배·허리
BM STRETCH

기본 **1**
BM STRETCH
복근 운동 + 몸 비틀기로
셰이프 업 효과 만점

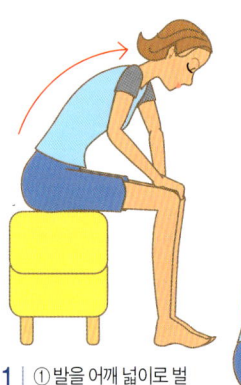

1
① 발을 어깨 넓이로 벌리고 의자에 앉는다.
② 팔꿈치를 구부려 양손을 무릎 위에 얹는다.
③ 코로 숨을 들이쉬면서 등을 둥글게 하고 배를 들어가게 하면서 복근에 힘껏 힘을 준다.

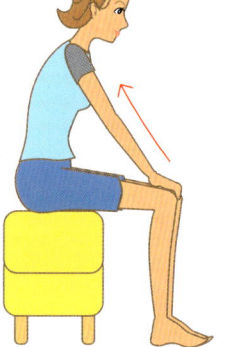

2
④ 상체를 일으키듯이 양손으로 무릎을 눌러 복근에 힘을 주고 상체를 일으키는 팔 힘에 저항한다.
⑤ 입으로 숨을 내쉬면서 5초간 상체를 일으킨다.
● 1 → 2를 10회 반복한다.
※ 허리를 세우면 복근에 힘이 들어가지 않으므로 허리를 구부려 등을 둥글게 한 상태로 운동한다.

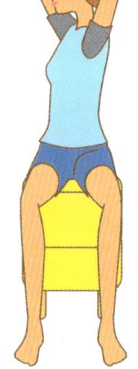

3
① 상체를 일으킨 뒤 손을 머리 뒤에서 마주잡은 채 허리를 편다.
② 하반신은 움직이지 않고 상체를 비틀어 팔꿈치를 완전히 벌린다.

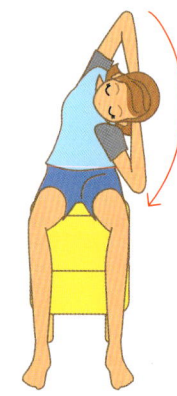

4
③ 코로 숨을 들이쉬면서 팔꿈치를 무릎에 붙이듯이 상체를 옆으로 굽힌다.
※ 굽힌 쪽의 옆구리가 확실히 수축되고 반대쪽 옆구리는 확실히 이완되는지 의식하면서 운동한다.

BM 스트레치

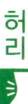

아 랫 배 · 허 리

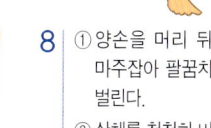

8 ① 양손을 머리 뒤로 마주잡아 팔꿈치를 벌린다.
② 상체를 천천히 비틀면서 오른쪽 뒤로 비스듬히 기울인다.
③ 옆구리를 이완시키고 천천히 호흡하면서 10초간 이 상태를 유지한다.
● 좌우 7회씩 실시한다.

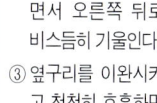

7 ① 양손을 머리 뒤로 마주잡고 팔꿈치를 벌린다.
② 가슴을 펴고 팔꿈치를 뒤로 당겨 상체를 펴서 복근을 확실히 이완시킨다.
③ 천천히 코로 숨을 들이쉬고 입으로 내쉬면서 10초간 이 상태를 유지한다.

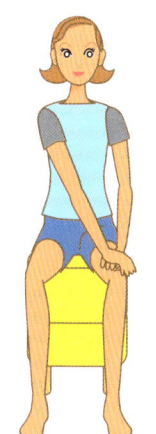

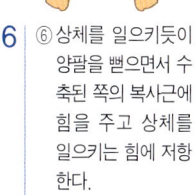

6 ⑥ 상체를 일으키듯이 양팔을 뻗으면서 수축된 쪽의 복사근에 힘을 주고 상체를 일으키는 힘에 저항한다.
⑦ 입으로 숨을 내쉬면서 5초간 상체를 일으켜 머리의 방향을 정면으로 원위치한다.
● 3 → 6을 5~10회 반복한다. 같은 방법으로 반대 방향도 실시한다.

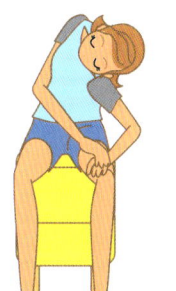

5 ④ 그 상태로 양손을 굽힌 쪽의 무릎 위에 얹는다.
⑤ 배를 들어가게 하면서 수축된 쪽 옆구리의 복사근에 최대한 힘을 준다.

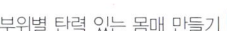

부위별 탄력 있는 몸매 만들기 Part 3 85

아랫배·허리
BM MASSING

기본 BM MASSING **1**
복부 전체를 압박한다.

1　① 위를 보고 누워 몸 전체의 힘을 빼고 양쪽 무릎을 세운다.
② 크게 숨을 내쉬면서 배를 최대한 들어가게 한다.

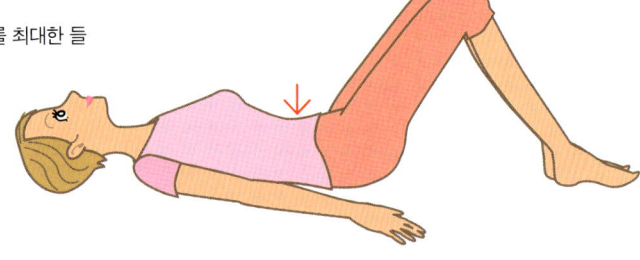

2　③ 배를 들어가게 한 상태에서 배꼽 주위에서 아랫배를 향해 주먹으로 3초씩 압박한다.
● 1→2를 2~3회씩 반복한다.
※ 압박하고 있는 동안에는 입으로 숨을 내쉬어야 한다.

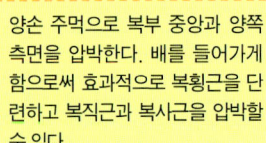

양손 주먹으로 복부 중앙과 양쪽 측면을 압박한다. 배를 들어가게 함으로써 효과적으로 복횡근을 단련하고 복직근과 복사근을 압박할 수 있다.

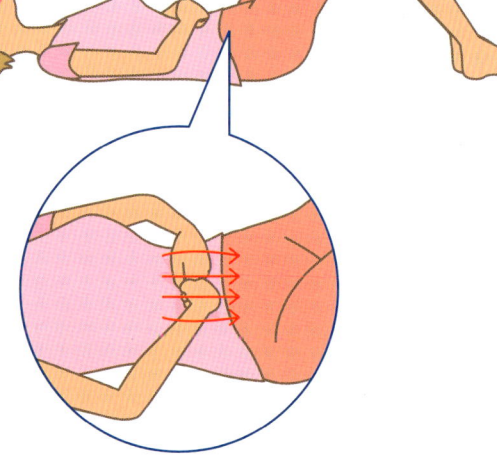

변비가 있을 때

BM MASSING 2
복직근과 복사근을 압박한다.

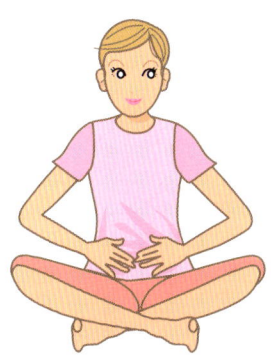

1 ① 등을 약간 둥글게 구부려서 앉는다.
② 양손을 배에 댄다.
③ 코로 천천히 숨을 들이쉬면서 배를 들어가게 한다.

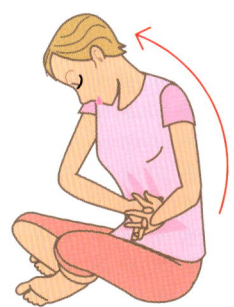

2 ④ 입으로 숨을 내쉬면서 3초간 양손을 배의 중심에 대고 압박한다.
⑤ 압박하는 양손의 움직임에 맞춰 등을 확실히 굽힌다.
● 1 → 2를 5~10회 반복한다.
※ 배를 확실히 들어가게 하면서 실시한다.

BM MASSING 3
복사근을 주물러서 풀어 준다.

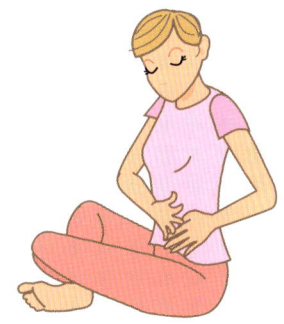

① 상체를 왼쪽으로 비틀고 오른손끝을 늑골(갈비뼈) 아래쪽에 놓고, 왼손은 늑골의 뒤쪽에 둔 채 양손으로 옆구리를 잡는다.
② 왼손으로 지탱하면서 오른손으로 늑골 아래쪽을 작은 원을 그리듯이 3초간 압박하면서 주물러 풀어 준다.
● 3회 반복한다. 같은 방법으로 반대 방향도 실시한다.

탱탱하고 섹시한 엉덩이

엉덩이 근육(둔근)은 평상시에 자주 사용하지 않기 때문에 운동을 할수록 그만큼 효과도 크다. 혈액 순환을 원활히 하고 근력을 발달시키면 대사량이 증가하여 멋진 뒷모습 미인이 될 수 있다.

최근 들어 엉덩이가 처졌다고 느껴진다면 주의해야 한다. 왜냐하면 여성은 '엉덩이 → 허리 → 가슴 아래 → 허벅지 → 팔뚝 → 등 → 종아리' 순으로 피하지방이 붙기 때문이다. 이 상태라면 몸에 점점 지방이 늘어날 가능성이 크다. 또한 엉덩이의 근육 저하는 노화를 가져오므로 발달시킬 필요가 있다.

우선 걷는 데 좋지 않은 영향을 끼친다. 걸을 때 다리를 뒤로 차면서 전진하는 동작이 이 근육에 의한 것이다. 그러므로 엉덩이의 근육이 저하되면 걷는 것이 힘들어져 보폭이 좁아지고 속도가 느려져 운동 능력도 떨어진다. 이는 노화를 촉진하는 원인이 되며, 결국 걷는 것이 어려워짐에 따라 대사량이 떨어져 살찌기 쉬운 체질이 된다.

신체적인 문제는 물론 외관상으로도 좋지 않다. 지방층이 두껍게 쌓여 엉덩이가 커지고, 늘어져 처지기도 한다. 여성은 엉덩이가 탄력 있어야 매력적인 몸매라 할 수 있다. 처지지 않고 탄력 있는 엉덩이는 다리를 길어 보이게 할 뿐만 아니라 늘씬하다는 인상도 준다.

유명한 스포츠 선수들 가운데는 엉덩이가 예쁜 사람들이 많다. 일반적으로 엉덩이 근육은 그다지 운동할 필요가 없는 부분처럼 생각하기 쉬운데, 실제로는 아름다운 몸매를 만드는 데 반드시 필요한 근육이다.

　엉덩이 근육, 즉 둔근에는 대둔근과 중둔근이 있다. 대둔근은 엉덩이의 가장 볼록한 부분의 근육이다. 중둔근은 대둔근의 위쪽에 있으며, 서 있을 때 골반을 지탱해 준다. 중둔근을 단련하면 탄력 있는 엉덩이가 되는 것이다. 또한 허벅지 뒤쪽에 있는 햄스트링이라는 근육을 단련하는 것도 엉덩이를 탄력 있게 해 준다. 허벅지 뒤쪽을 조이면 처진 대둔근을 위로 끌어당겨 엉덩이를 올라가게 해 주기 때문이다.

　엉덩이는 결림이나 통증을 잘 느끼지 못한다. 하지만 의자에 앉아 있을 때는 상반신의 무게를 지탱하고 있기 때문에 혈액 순환이 원활하지 않다. 그뿐만 아니라 장시간에 걸쳐 압박을 받으면 둥그런 엉덩이가 점점 넓적하게 변한다. 혈액 순환이 좋지 않으면 근력을 발달시키려 해도 효과가 나타나지 않기 때문에 피로 물질을 충분히 제거하면서 운동해야 한다.

　혈액 순환을 원활하게 하여 대사량이 떨어지지 않도록 하자.

엉덩이
BM RESISTANCE

기본 1
BM RESISTANCE
효과 만점인 간단한 점프 운동

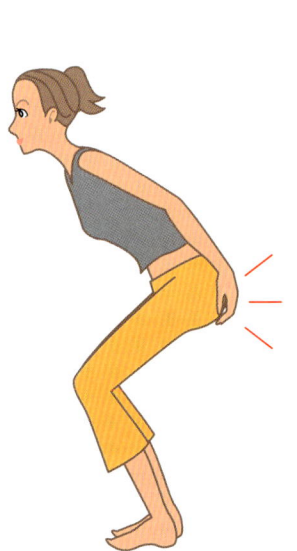

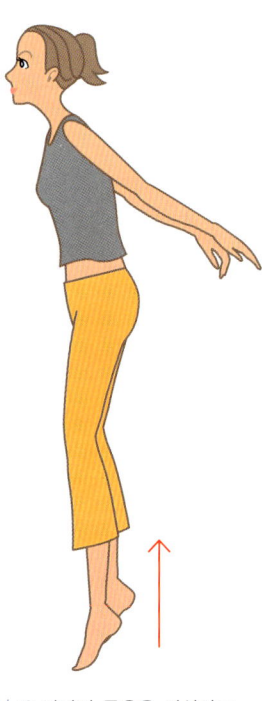

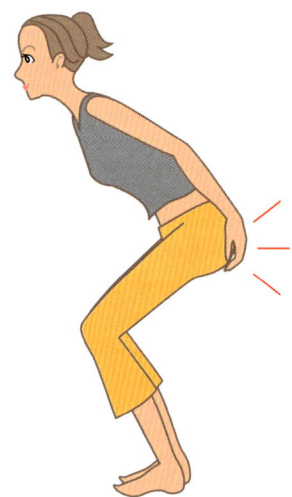

1
① 손을 엉덩이에 대고 허리를 편 상태에서 무릎을 굽힌다.
② 코로 숨을 들이쉬면서 허리부터 앞으로 굽힌다. 굽히는 각도는 엉덩이에 최대한 힘이 들어갈 정도로 한다.
※ 엉덩이에 힘이 들어가 있는지 손으로 확실히 체크한다.

2
③ 엉덩이 근육을 의식하고 입으로 숨을 내쉬면서 배를 들어가게 한 뒤 점프한다.
④ 점프하는 동안은 엉덩이에서 손을 떼고 뒤에 둔다.

3
⑤ 1과 같은 자세로 착지한다.
⑥ 엉덩이에 손을 원위치하고, 엉덩이 근육이 착지할 때의 충격을 확실히 받았는지 확인한다.
● 1→3을 5~10회 반복한다.
※ 가능한 한 허벅지의 전면에 부담이 가지 않도록 엉덩이의 근육을 의식한다.

걷는 것만으로 피로를 느낄 때

BM RESISTANCE 2
엉덩이 전체 근육을
충분히 활용한다.

1
① 다리를 쭉 펴고 앉고 오른쪽 무릎을 세운다.
② 양손을 몸 뒤쪽 바닥에 닿게 하여 몸을 지탱한다.
③ 코로 숨을 들이쉰다.

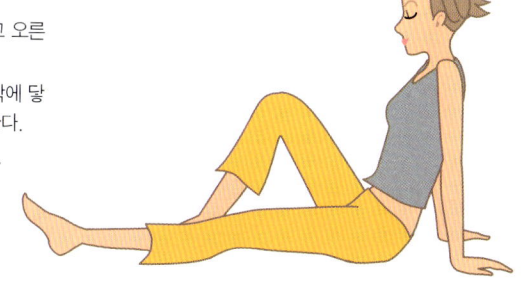

엉덩이의 근육뿐만 아니라 대요근도 효과적으로 단련할 수 있다.

2
④ 왼쪽 다리와 엉덩이를 살짝 들고 손과 오른쪽 다리로 균형을 잡는다.
⑤ 균형을 잡은 뒤 왼쪽 다리를 위로 뻗으면서 몸과 바닥이 평행이 될 때까지 엉덩이를 들어올린다.
⑥ 입으로 숨을 내쉬면서 배를 들어가게 하고 이 상태를 5초간 유지한다.
● 1 → 2를 5~10회 반복한다. 같은 방법으로 반대 방향도 실시한다.

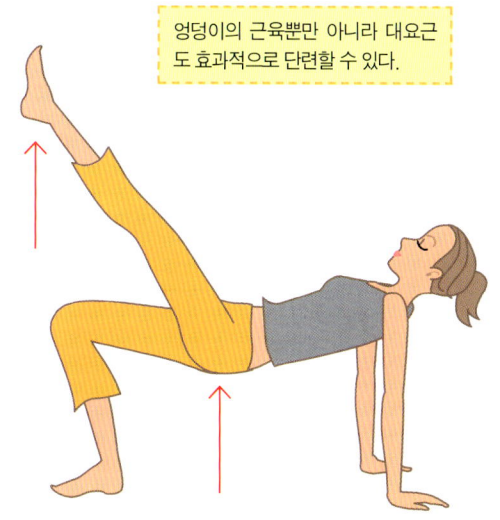

엉덩이
BM STRETCH

기본 **1**
BM STRETCH
햄스트링과 대요근을 단련하여 아름다운 엉덩이 라인을 만든다.

1
① 낮은 의자 앞에 앉아 양손을 의자 위에 얹는다.
② 몸을 띄워 왼쪽 다리를 쭉 뻗고 양손으로 상체를 지탱한다.
※ 허리 위치는 의자의 앉는 부분보다 낮게 한다.

2
③ 엉덩이와 햄스트링 근육에 힘을 주고 허리를 들어올린다.
④ 쭉 뻗은 왼쪽 다리를 최대한 올려 균형을 잡는다.
● 1 → 2를 좌우 교대로 10회씩 실시한다.

3
① 의자에 살짝 걸터앉는다.
② 오른쪽 다리의 무릎과 발목을 들어 몸으로 끌어당겨 엉덩이 근육을 이완시킨다.
③ 천천히 코로 숨을 들이쉬고 입으로 내쉬면서 10초간 이 상태를 유지한다.
● 좌우 1회씩 실시한다.

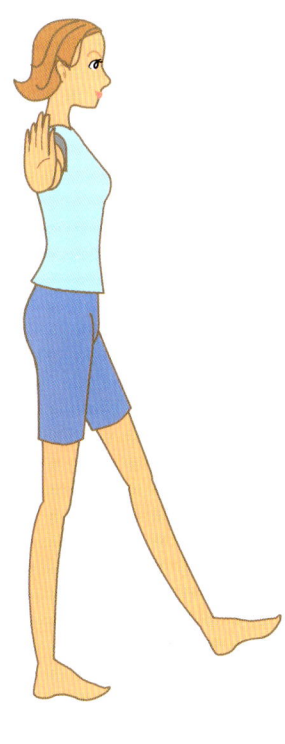

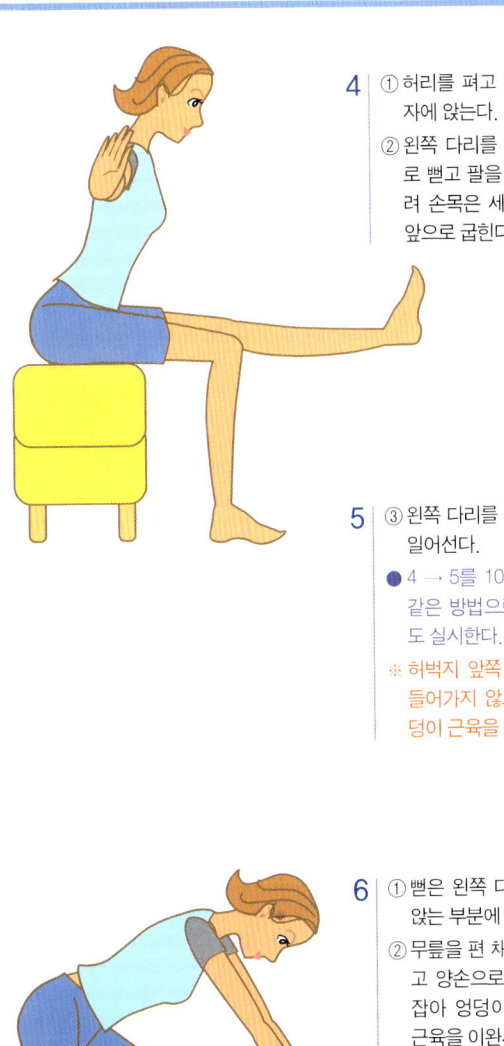

4 　① 허리를 펴고 편안하게 의자에 앉는다.
　　② 왼쪽 다리를 들어서 앞으로 뻗고 팔을 양옆으로 벌려 손목은 세우고 상체를 앞으로 굽힌다.

5 　③ 왼쪽 다리를 올린 채 힘껏 일어선다.
　● 4 → 5를 10회 반복한다. 같은 방법으로 반대 방향도 실시한다.
　※ 허벅지 앞쪽 근육에 힘이 들어가지 않도록 하고 엉덩이 근육을 의식한다.

6 　① 뻗은 왼쪽 다리를 의자의 앉는 부분에 올린다.
　　② 무릎을 편 채 상체를 굽히고 양손으로 왼쪽 발끝을 잡아 엉덩이와 햄스트링 근육을 이완시킨다.
　　③ 천천히 호흡하면서 10초간 이 상태를 유지한다.
　● 좌우 1회씩 실시한다.

엉덩이
BM MASSING

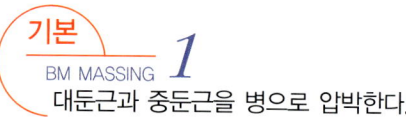

기본 1
BM MASSING

대둔근과 중둔근을 병으로 압박한다.

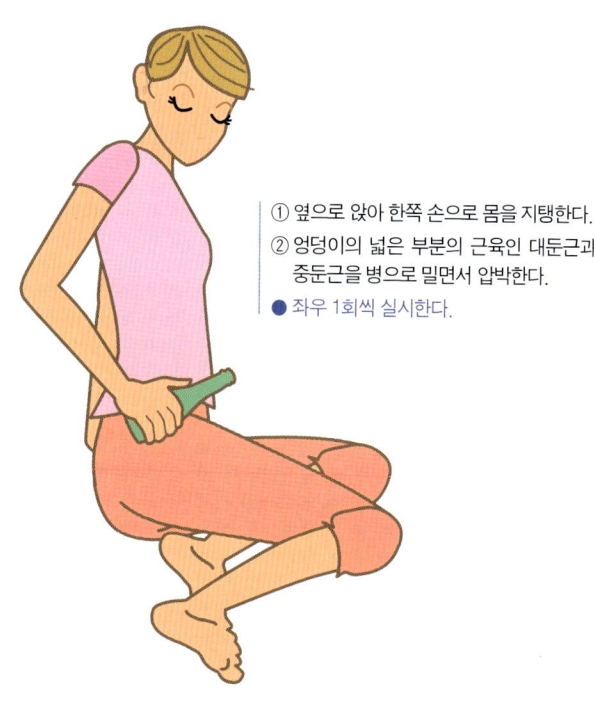

① 옆으로 앉아 한쪽 손으로 몸을 지탱한다.
② 엉덩이의 넓은 부분의 근육인 대둔근과 중둔근을 병으로 밀면서 압박한다.
● 좌우 1회씩 실시한다.

200㎖ 정도의 작은 병이 적당하다. 허리 부분이 잘록하게 들어간 병도 적당한 자극을 줄 수 있으므로 좋다.
단, 길이가 너무 짧거나 둥그스름한 것, 너무 큰 것은 피하도록 한다.

다리나 허리가 약할 때

BM MASSING 2
둔부를 이완시킨다.

BM MASSING 3
고관절(엉덩관절) 주변을 압박한다.

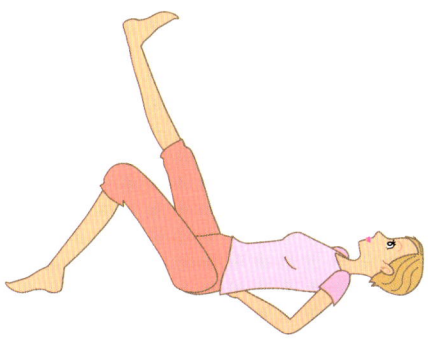

1
① 위를 보고 누워 양손바닥을 바닥을 향하게 한 뒤 허리 뒤에 댄다.
② 왼쪽 무릎을 세우고 오른쪽 다리를 위로 올린다.

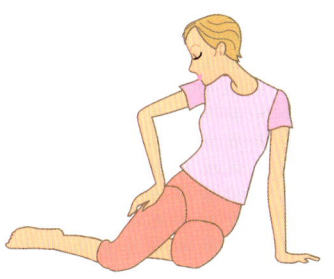

① 옆으로 앉아 왼손으로 몸을 지탱하고 코로 숨을 들이쉰다.
② 입으로 숨을 내쉬면서 몸 측면에 있는 다리 연결 부근의 근육을 오른손으로 3초간 압박한다.
● 5회 반복한다. 같은 방법으로 반대 방향도 실시한다.

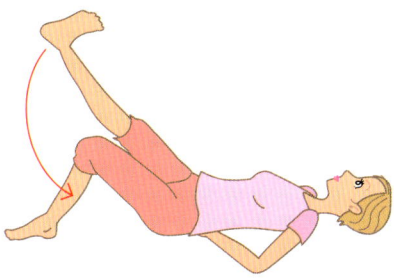

2
③ 코로 숨을 들이쉬면서 올린 오른쪽 다리를 왼쪽으로 기울여 엉덩이가 이완되고 있다는 것을 의식한다.
④ 입으로 숨을 내쉬면서 3초간 이 상태를 유지한 뒤 원위치한다.
● 1 → 2를 5회 반복한다. 같은 방법으로 반대 방향도 실시한다.
※ 상체와 무릎을 세운 왼쪽 다리의 위치는 흔들리지 않도록 한다.

매끈한 팔뚝과 자신 있는 가슴

어깨가 움직일 수 있는 범위, 즉 가동 범위를 넓혀 지방을 연소시키는 것이 팔뚝 살을 빼는 요령이다. 자세를 바르게 하고 대흉근의 근력을 유지하면 탱탱한 가슴을 만들 수 있다.

여름이 되면 소매 없는 티셔츠를 입을 때 보이는 팔과 얇은 옷 때문에 눈에 띄는 가슴이 가장 신경 쓰인다. 지금까지 여러 가지 다이어트 방법을 시도했음에도 불구하고 팔이 좀처럼 가늘어지지 않거나 가슴에 탄력이 생기기는커녕 살이 빠져 가슴이 작아졌다는 사람들이 많을 것이다. 그러나 올바른 방법으로 근력 운동을 하면 날씬한 팔과 탄력 있는 가슴을 가질 수 있다.

우선 처진 팔뚝을 탄력 있게 만들기 위해서는 지방을 연소시켜야 한다. 팔뚝 뒤쪽에 있는 상완삼두근은 견갑골과 연결되어 있는데, 평상시에는 팔을 어깨보다 높이 올리는 경우가 없기 때문에 어깨 관절이 굳어져 지방이 잘 붙는다. 또한 컴퓨터나 휴대 전화의 문자 메시지 등 손끝으로 하는 작업이 많은 것도 팔에 피로가 쌓는 원인이다.

팔은 외부 온도에도 영향을 많이 받으므로 에어컨에 의한 냉기에도 주의가 필요하다. 이것이 혈액 순환을 악화시켜 대사량을 떨어뜨리기 때문에 팔의 지방 연소를 어렵게 만든다.

팔굽혀펴기와 같은 팔의 수축과 이완 운동도 직접적인 자극을 주어 팔의 근육을 발달시키기 때문에 오히려 팔이 더욱 굵어 보이게 만드는 경향이 있다.

　팔을 날씬하게 만들기 위해서는 우선 어깨 주위의 심층근을 움직여 어깨의 가동 범위를 넓히는 것이 중요하다. 이 범위가 넓어지면 굳어진 근육이 풀려 혈액순환이 원활해진다. 이로 인해 대사량이 올라가고 지방이 연소되는 것이다. 또한 팔 운동을 하면서 가슴 근육을 의식하면 탄력 있는 가슴을 얻을 수 있다.

　아름다운 가슴을 유지하기 위해서는 대흉근뿐만 아니라 자세도 중요하다. 허리 근력이 떨어지면 무의식중에 등이 굽게 마련이다. 이 상태가 계속되면 대흉근이 위축되어 근력이 쇠퇴한다. 이로 인해서 가슴이 처지게 되는 것이다.

　더욱 무서운 것은, 그 상태로 내버려 두면 중력 작용에 의해 피부가 늘어나 가슴이 더욱 처지게 된다는 사실이다.

　아름다운 가슴을 유지하기 위해서는 대흉근 운동을 통해 근력을 유지하고, 허리 운동을 통해 바른 자세를 유지할 수 있도록 주의해야 한다.

　이것만으로도 여름이 즐거워질 것이다.

팔뚝 · 가슴
BM RESISTANCE

기본 BM RESISTANCE *1*
대흉근을 발달시켜
바스트 업(Bust-Up)

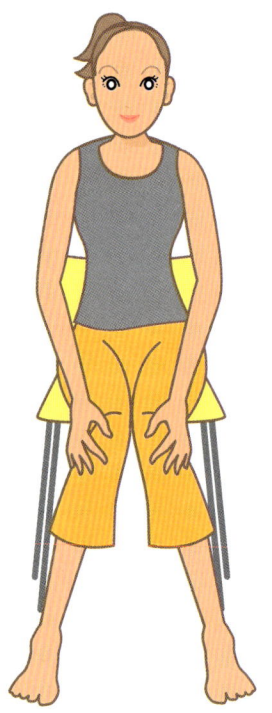 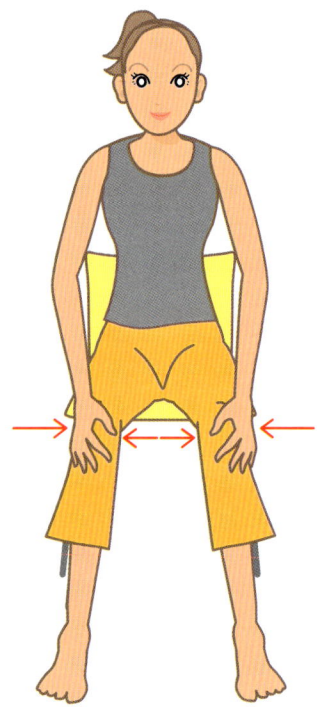

1
① 편하게 의자에 앉는다.
② 다리를 어깨 넓이로 벌린 채 무릎을 오므려 서로 닿게 한다.
③ 코로 숨을 들이쉬면서 양손으로 무릎 바깥쪽을 잡는다.

2
④ 가슴 근육에 힘을 주어 양손으로 무릎을 안쪽으로 밀고 무릎은 벌리듯이 양쪽 다리에 힘을 주어 서로 밀어내듯 힘에 저항한다.
⑤ 입으로 숨을 내쉬면서 배를 들어가게 하고 5초간에 걸쳐 천천히 무릎을 벌린다.
● 1 → 2를 10회 반복한다.

+α 효과 UP!

어깨 결림이 있을 때

BM RESISTANCE **2**
팔 전체 근육을 운동한다.

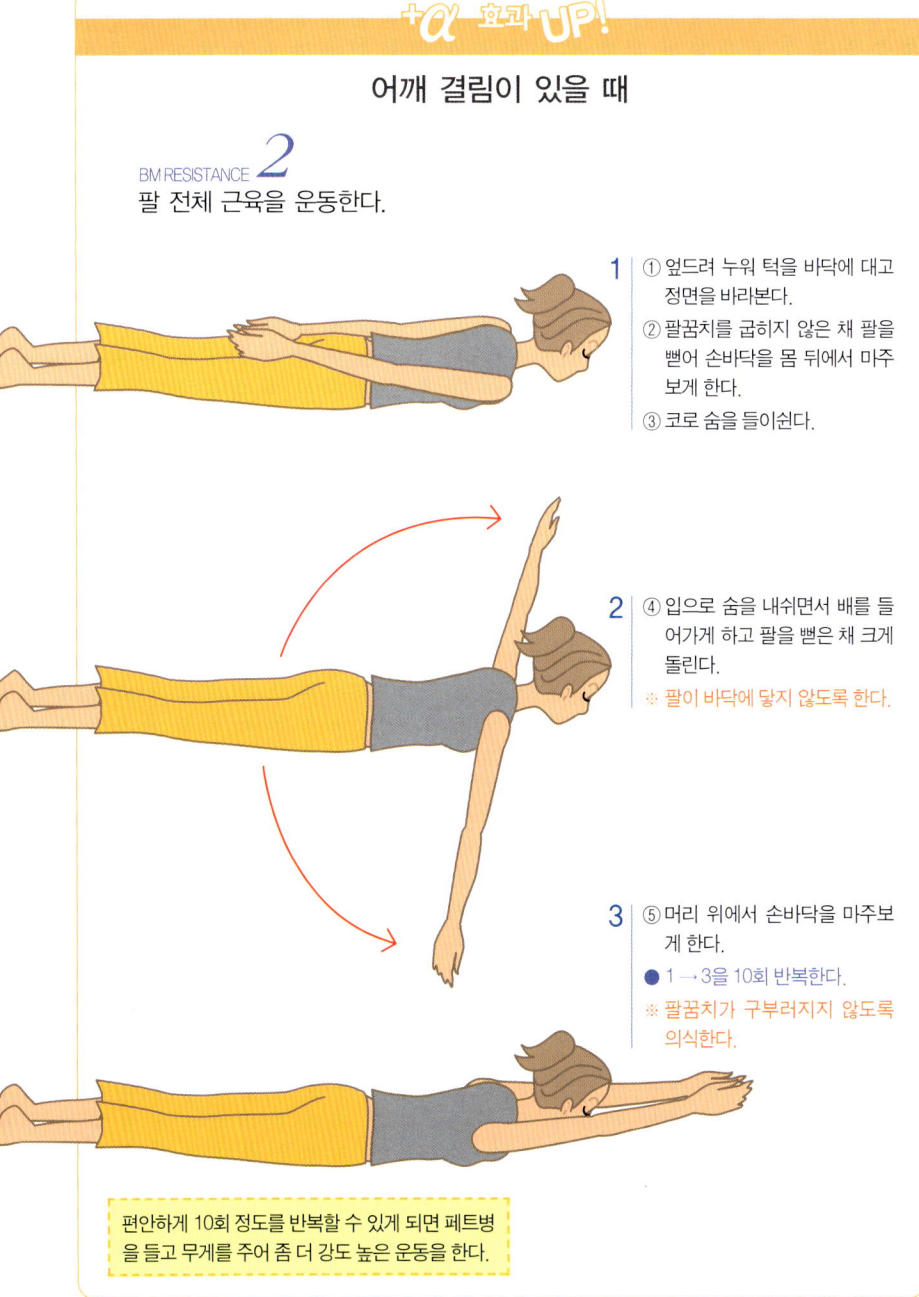

1
① 엎드려 누워 턱을 바닥에 대고 정면을 바라본다.
② 팔꿈치를 굽히지 않은 채 팔을 뻗어 손바닥을 몸 뒤에서 마주 보게 한다.
③ 코로 숨을 들이쉰다.

2
④ 입으로 숨을 내쉬면서 배를 들어가게 하고 팔을 뻗은 채 크게 돌린다.
※ 팔이 바닥에 닿지 않도록 한다.

3
⑤ 머리 위에서 손바닥을 마주보게 한다.
● 1→3을 10회 반복한다.
※ 팔꿈치가 구부러지지 않도록 의식한다.

편안하게 10회 정도를 반복할 수 있게 되면 페트병을 들고 무게를 주어 좀 더 강도 높은 운동을 한다.

팔뚝·가슴
BM STRETCH

기본 BM STRETCH **1**
팔과 어깨 운동으로 탄력을 유지한다.

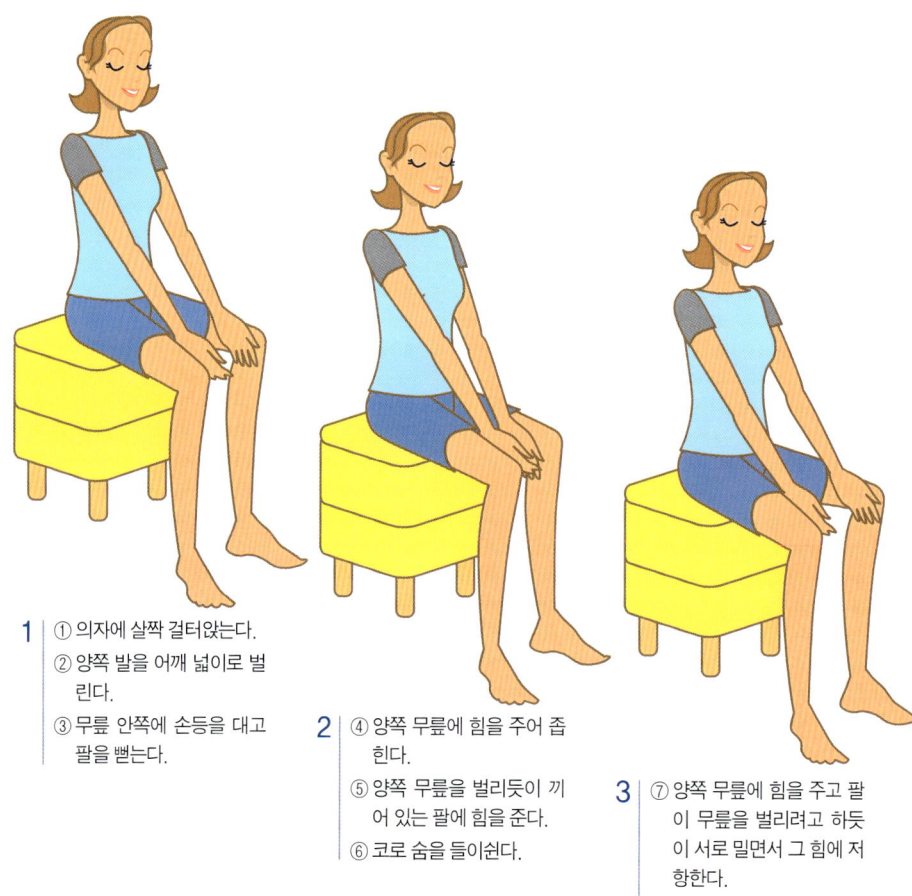

1. ① 의자에 살짝 걸터앉는다.
   ② 양쪽 발을 어깨 넓이로 벌린다.
   ③ 무릎 안쪽에 손등을 대고 팔을 뻗는다.

2. ④ 양쪽 무릎에 힘을 주어 좁힌다.
   ⑤ 양쪽 무릎을 벌리듯이 끼어 있는 팔에 힘을 준다.
   ⑥ 코로 숨을 들이쉰다.

3. ⑦ 양쪽 무릎에 힘을 주고 팔이 무릎을 벌리려고 하듯이 서로 밀면서 그 힘에 저항한다.
   ⑧ 입으로 숨을 내쉬면서 배를 들어가게 하고 5초간에 걸쳐 천천히 무릎을 벌린다.

● 1→3을 5회 반복한다.

BM 스트레치

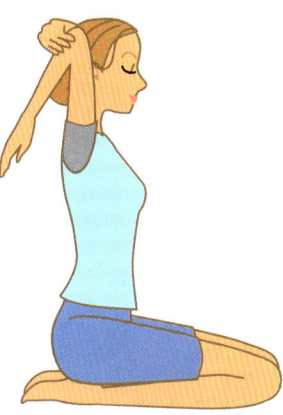

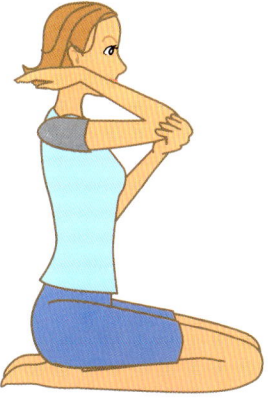

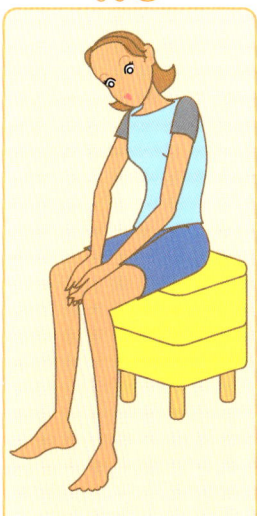

팔꿈치가 굽어지면 팔이나 어깨에 힘이 들어가지 않기 때문에 효과가 없다. 팔을 확실히 뻗은 채로 한다.

4 | ① 오른쪽 팔꿈치를 구부려 손으로 어깨를 만지듯이 팔을 꺾는다.
② 왼손으로 오른쪽 팔꿈치를 지탱한다.

5 | ③ 그 상태에서 양팔을 들어 올려 왼손을 머리 뒤로 가져간다.
④ 꺾은 오른쪽 팔꿈치 뒤쪽을 뻗고, 천천히 코로 숨을 들이쉬고 입으로 내쉬면서 10초간 그 상태를 유지한다.
● 4 → 5를 좌우 1회씩 실시한다.

팔뚝 · 가슴

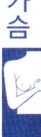

부위별 탄력 있는 몸매 만들기 Part 3 101

팔뚝·가슴
BM MASSING

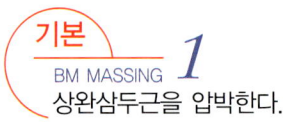

기본 1 BM MASSING
상완삼두근을 압박한다.

코로 숨을 들이쉬고 입으로 내쉬면서 팔꿈치의 조금 윗부분에서부터 어깨 끝부분까지 한번에 3초간 압박한다.
● 좌우 2~3회씩 실시한다.
※ 손바닥 전체로 팔을 강하게 잡듯이 실시한다.

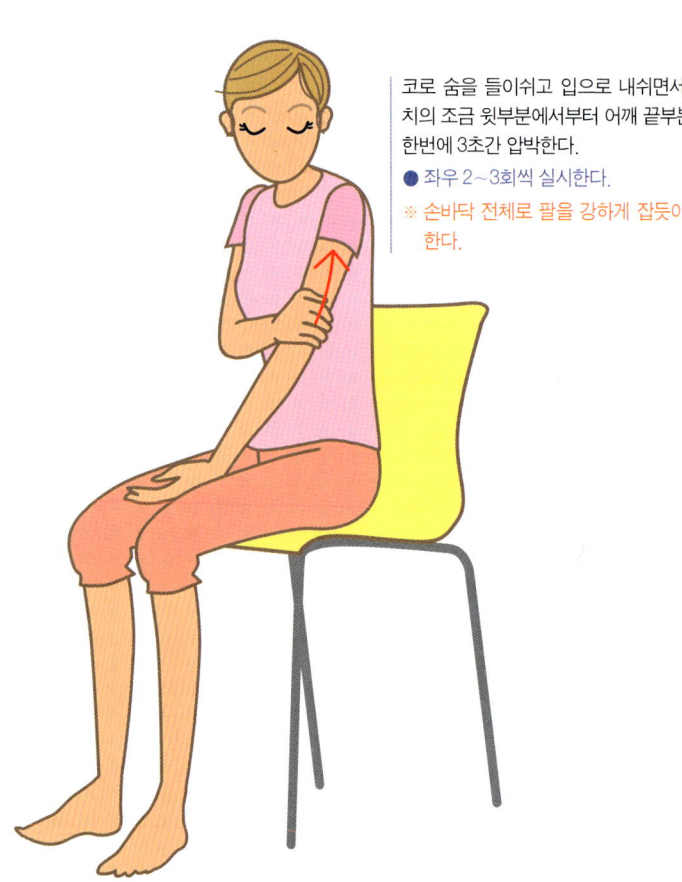

+α 효과 UP!

팔이 피로할 때

BM MASSING 2
어깨부터 상완까지 주물러 풀어 준다.

BM MASSING 3
대흉근 압박하기

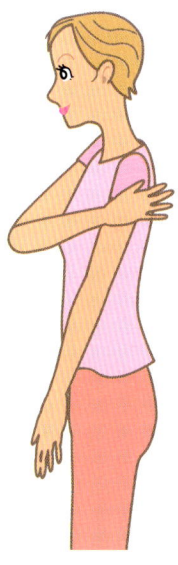

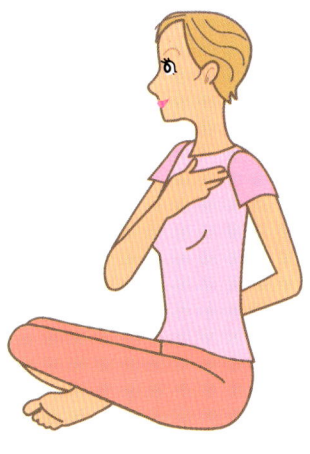

코로 숨을 들이쉬고 입으로 내쉬면서 어깨 끝에서부터 팔꿈치 바로 윗부분까지 상완근을 한 번에 3초씩 압박한다.
- 좌우 1회씩 실시한다.
※ 작은 원을 그리듯이 약간 강하게 주무르며 움직이는 것이 요령이다.

① 허리를 펴고 왼손은 허리 뒤로 돌려놓고, 오른손은 쇄골 밑의 대흉근에 댄다.
② 코로 숨을 들이쉬고 입으로 내쉬면서 오른손 검지, 중지, 약지로 가볍게 누르듯이 3초간 풀어 준다.
- 5회 반복한다. 같은 방법으로 반대 방향도 실시한다.
※ 대흉근 주변의 피부가 움직이는 범위 내에서 주무르도록 한다.

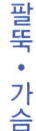

탄력 있고 슬림한 허벅지

허벅지 앞쪽에 있는 대퇴사두근을 사용하지 말고 허벅지 뒤쪽에 있는 햄스트링을 의식하는 것이 요령. 이것만으로도 허벅지 살을 뺄 수 있다.

누구나 한번쯤은 동양인의 허벅지가 굵은 편이라고 생각해 봤을 것이다. 실제로 이것은 근육이 어떻게 붙어 있는지와 관련이 있다.

동양인은 바닥에 앉아 지내는 시간이 많기 때문에 일어설 때도 허벅지 전면에 있는 대퇴사두근이라는 근육을 사용한다. 그에 비해 서구 사람들은 의자 생활을 하고 있어 일어설 때도 허벅지 뒷부분에 있는 햄스트링과 엉덩이 근육을 사용한다. 대퇴사두근과 햄스트링이 어떻게 신체에 붙어 있는가의 차이는 발레리나와 여자 프로레슬링 선수를 보면 알 수 있다.

여자 프로레슬링 선수의 허벅지는 굵고 튼튼해 보인다. 이는 다리를 앞으로 뻗을 때 대퇴사두근을 사용하기 때문이다. 즉 대퇴사두근이 발달하면 다리가 굵어 보인다. 한편 발레리나는 다리를 내밀 때 고관절을 중심으로 주로 햄스트링과 엉덩이의 근육, 대요근을 사용한다. 이는 날씬하고 탄력 있는 허벅지의 비밀이라고도 할 수 있다.

허벅지는 잘못된 근육 운동을 하면 더 굵어질 뿐만 아니라 앞뒤의 근육 밸런스가 무너져 어떤 운동 선수처럼 근육 분리 같은 사고로 이어지기도 하므로 올바른 방법으로 무리 없이 운동을 해야 한다.

햄스트링을 발달시키는 방법은 그다지 어렵지 않다. 중요한 것은 항상 의식해야 한다는 것이다. 대퇴사두근을 쓰지 않고 의식적으로 햄스트링과 엉덩이 근육을 사용하도록 노력한다. 예를 들어 계단을 올라갈 때는 상체를 약간 앞으로 숙이고 올라간다. 이때는 가능한 한 햄스트링과 엉덩이 근육을 의식하도록 한다. 의자에서 일어설 때도 마찬가지로 몸을 앞으로 숙여 일어나도록 한다. 이것만으로도 햄스트링이 발달한다.

햄스트링에 근력이 붙으면 대퇴사두근은 그다지 사용하지 않게 된다. 그렇게 되면 허벅지는 점점 탄력 있고 매끈하게 변할 것이다.

아이바식 워킹도 권할 만하다. 고관절을 중심으로 움직이기 때문에 햄스트링과 엉덩이 근육을 운동할 수 있으므로 탄력 있는 엉덩이를 만들 수 있다.

평소에 신경 쓰지 않았던 동작이라도 조금만 노력하면 다이어트 효과를 볼 수 있다. 우선은 근육을 의식하는 것이 중요하다. 이것이 성공적인 다이어트로 이어지는 지름길이다.

허 벅 지
BM RESISTANCE

기본 BM RESISTANCE *1*

허벅지 전체를 효과적으로 조여 준다.

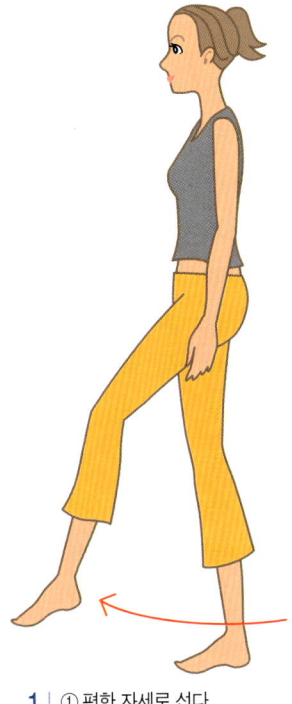

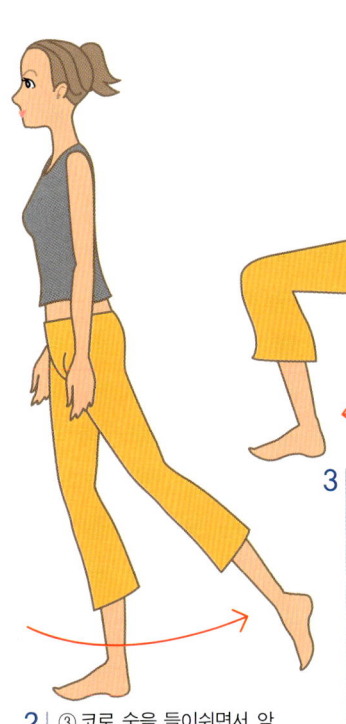

1 | ① 편한 자세로 선다.
② 몸을 똑바로 한 상태에서 한쪽 다리를 차듯이 앞으로 내민다.

2 | ③ 코로 숨을 들이쉬면서 앞으로 내민 다리를 흔들어 차듯이 뒤로 가져간다.
※ 다리에 힘이 지나치게 많이 들어가지 않도록 한다.

3 | ④ 발을 다시 앞으로 내밀어 최대한 크게 내딛는다.
⑤ 발이 바닥에 착지함과 동시에 양손을 머리 뒤에 마주잡고 앞 다리의 무릎을 90° 정도로 굽혀 상체를 낮춘다.
⑥ 허리를 펴고 입으로 숨을 내쉬면서 배를 들어가게 하고 이 상태를 5초간 유지한다.

● 1 → 3을 5~10회씩 반복한다. 같은 방법으로 반대 방향도 실시한다.

허벅지 앞부분에 살이 많을 때

BM RESISTANCE 2
햄스트링을 단련하여
아름다운 허벅지를 만든다.

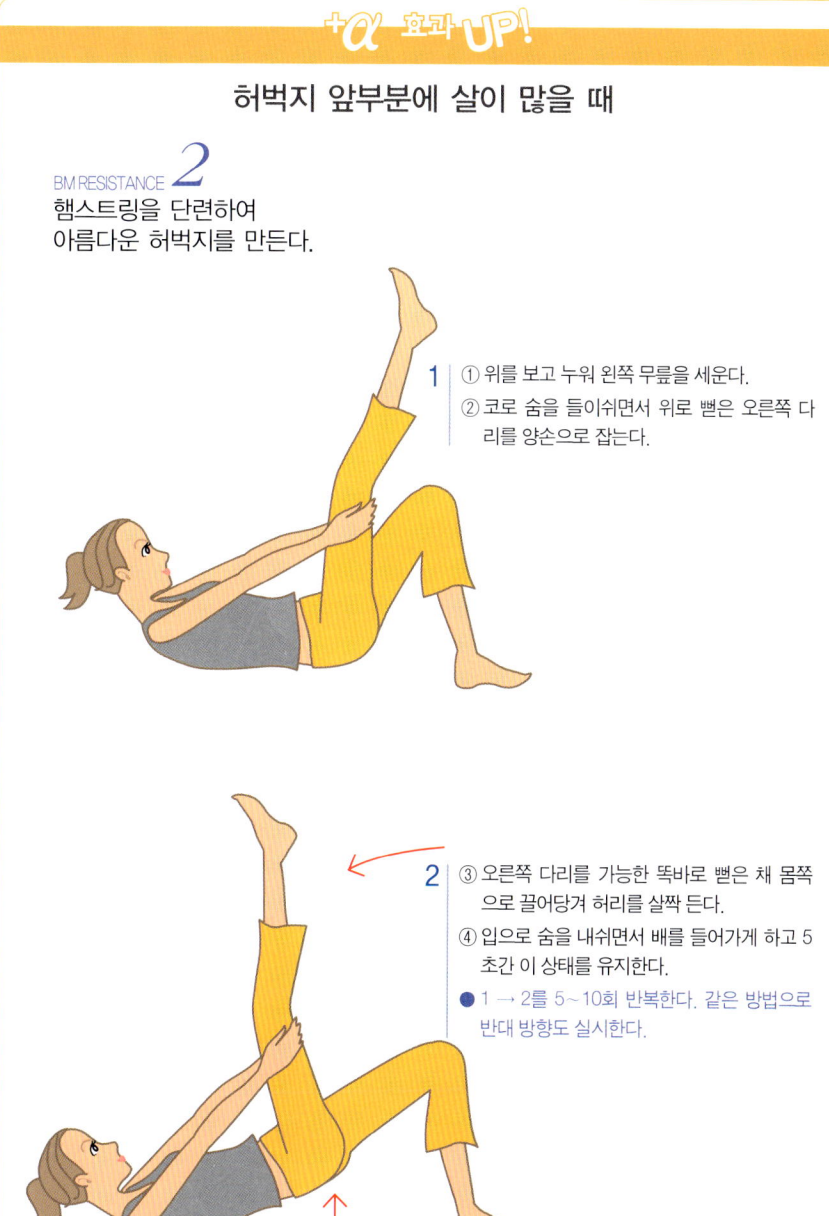

1
① 위를 보고 누워 왼쪽 무릎을 세운다.
② 코로 숨을 들이쉬면서 위로 뻗은 오른쪽 다리를 양손으로 잡는다.

2
③ 오른쪽 다리를 가능한 똑바로 뻗은 채 몸쪽으로 끌어당겨 허리를 살짝 든다.
④ 입으로 숨을 내쉬면서 배를 들어가게 하고 5초간 이 상태를 유지한다.
● 1 → 2를 5~10회 반복한다. 같은 방법으로 반대 방향도 실시한다.

허 벅 지
BM STRETCH

기본
BM STRETCH 1
대퇴사두근을 사용하지 않는
허벅지 운동

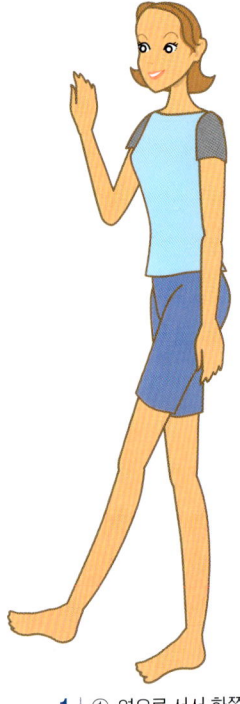

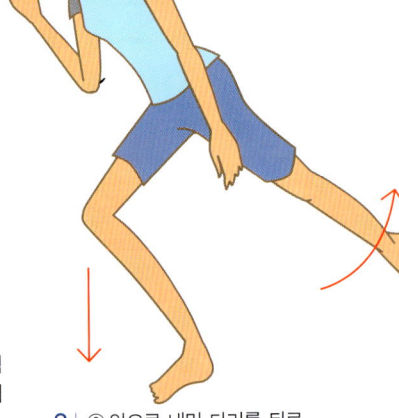

1 | ① 옆으로 서서 한쪽 손을 벽에 대고 벽의 반대쪽 다리를 앞으로 살짝 든다.

2 | ② 앞으로 내민 다리를 뒤로 가져간다.
③ 앞으로 약간 기울인 자세로 천천히 앞쪽 다리에 무게를 싣고 무릎을 굽힌다.
④ 천천히 코로 숨을 들이쉬고 입으로 내쉬면서 이 상태를 10초간 유지한다.
※ 햄스트링에서 엉덩이까지의 근육을 의식하면서 운동한다.

3 | ⑤ 뒤로 내민 다리를 앞으로 원위치하면서 천천히 상체를 일으킨다.
● 1 → 3을 좌우 1회씩 실시한다.

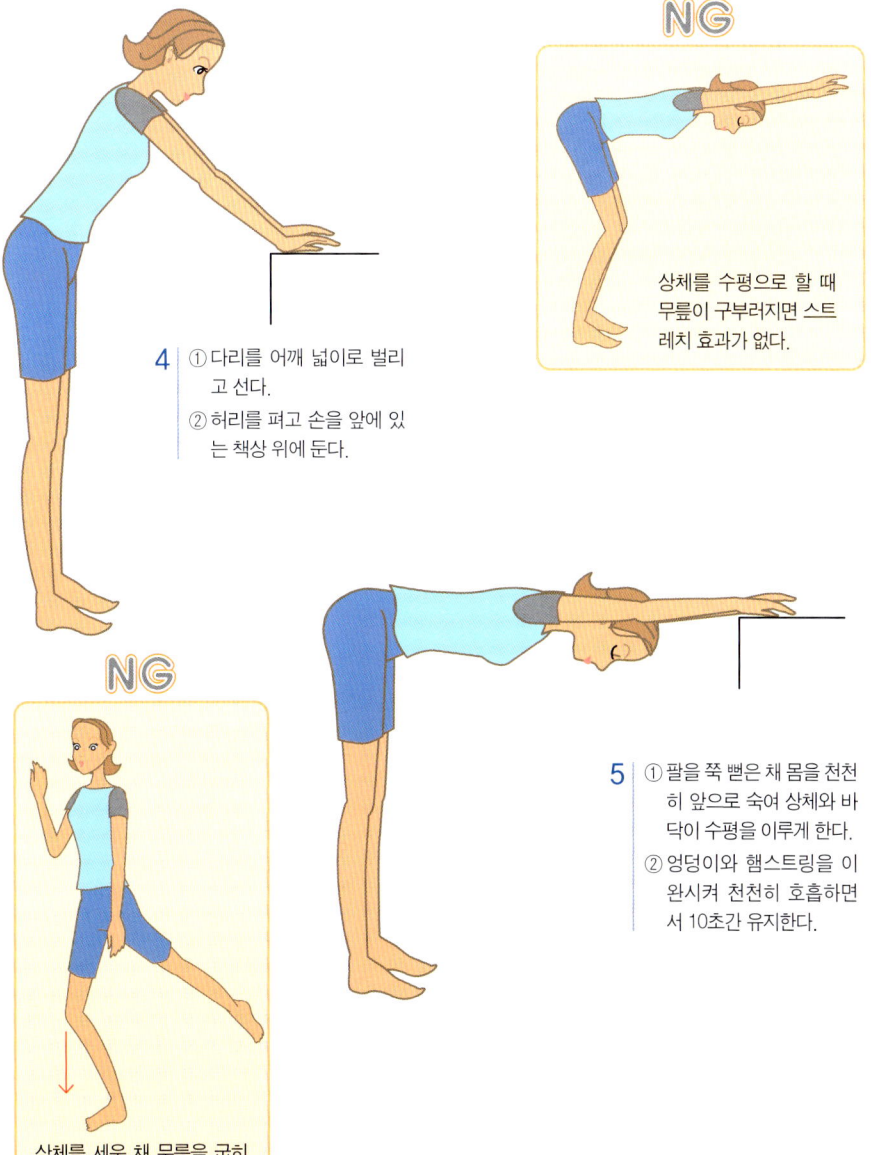

4 ① 다리를 어깨 넓이로 벌리고 선다.
② 허리를 펴고 손을 앞에 있는 책상 위에 둔다.

상체를 수평으로 할 때 무릎이 구부러지면 스트레치 효과가 없다.

5 ① 팔을 쭉 뻗은 채 몸을 천천히 앞으로 숙여 상체와 바닥이 수평을 이루게 한다.
② 엉덩이와 햄스트링을 이완시켜 천천히 호흡하면서 10초간 유지한다.

상체를 세운 채 무릎을 굽히면 허벅지 앞부분에 힘이 들어가 다리가 굵어진다. 반드시 상체가 앞으로 기운 상태에서 운동한다.

허벅지
BM MASSING

기본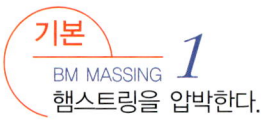
BM MASSING **1**
햄스트링을 압박한다.

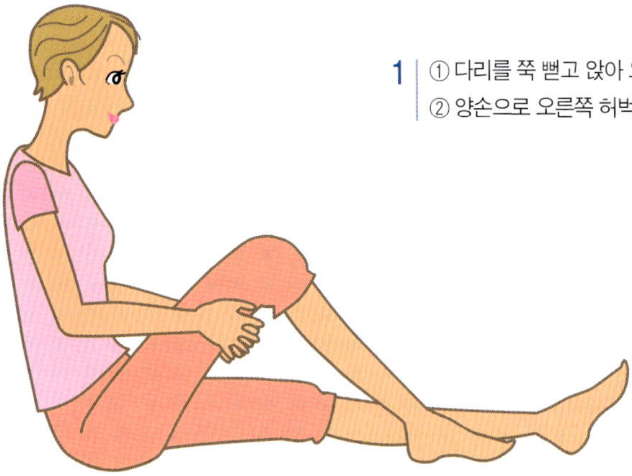

1
① 다리를 쭉 뻗고 앉아 오른쪽 무릎을 세운다.
② 양손으로 오른쪽 허벅지를 감싸 잡는다.

2
③ 코로 숨을 들이쉬면서 상체를 둥글게 하여 기대듯이 뒤로 움직이고, 가능한 한 팔을 뻗어 손에 체중을 싣는다.
④ 입으로 숨을 내쉬면서 허벅지 뒤쪽을 강하게 압박한다.
⑤ 3초간 이 상태를 유지하고 천천히 제자리로 돌아온다.
● 1 → 2를 5회 반복한다. 같은 방법으로 반대 방향도 실시한다.

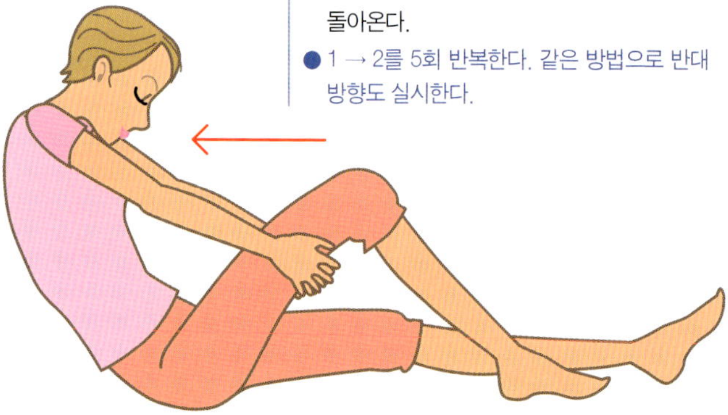

다리가 무겁다고 느낄 때

BM MASSING 2
햄스트링 안쪽을 압박한다.

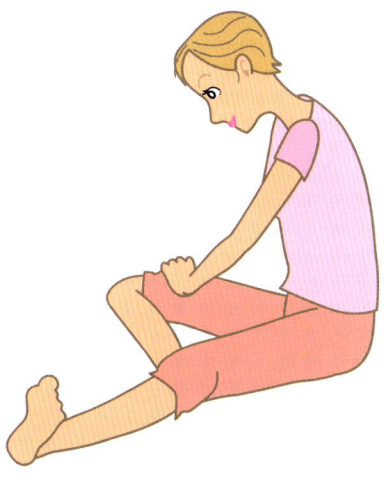

① 왼쪽 다리를 뻗어 앉고 오른쪽 다리를 앞쪽으로 끌어당겨 눕히며 코로 숨을 들이쉰다.
② 입으로 숨을 내쉬면서 허벅지 안쪽을 무릎에서부터 다리의 골반 아랫부분까지 손끝으로 3초씩 체중을 실어 압박한다.
● 좌우 3회씩 실시한다.

BM MASSING 3
허벅지 바깥쪽을 팔꿈치로 밀듯이 눌러 준다.

① 의자에 살짝 걸터앉는다.
② 발을 약간 벌리고 팔꿈치를 허벅지 바깥쪽에 대고 코로 숨을 들이쉰다.
③ 입으로 숨을 내쉬면서 다리의 골반 아랫부분부터 무릎을 향해 3초간 밀어 준다.
● 3회 반복한다. 같은 방법으로 반대 방향도 실시한다.
※ 팔꿈치로 눌러 압력을 가하면서 밀어 주는 것이 요령이다.

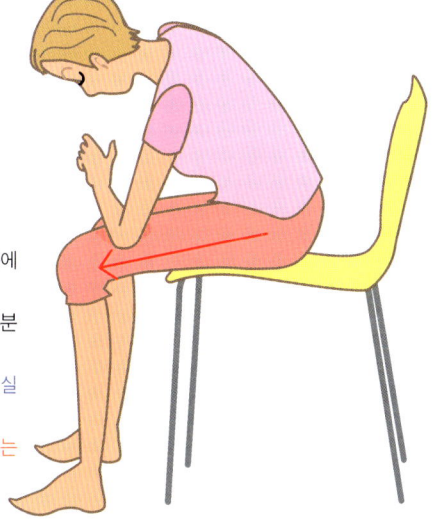

붓지 않는 미끈한 종아리

종아리가 붓는 것은 살찌기 쉬운 체질이라는 증거. 제대로 관리하여 붓지 않는 아름다운 종아리를 만들어 본다.

우리 몸에서 가장 붓기 쉬운 곳은 종아리이다. 종아리는 왜 붓는 것일까?

발바닥에는 많은 혈이 있다. 그래서 어떤 사람들은 발바닥을 '제2의 심장'이라고도 부르는데, 사실은 종아리야말로 '제2의 심장'이라 할 수 있다.

종아리에는 달리거나 점프할 때 주로 움직이는 비복근과 서 있거나 걸을 때 주로 움직이는 가자미근이 있다. 이들 근육이 수축·이완하는 펌프 작용은 심장의 혈액 순환 작용을 보조하고 있는 것이다.

그러나 오랫동안 앉아 있거나 서 있으면 종아리의 펌프 작용은 약해지게 마련이다. 더군다나 심장과 가장 먼 곳에 위치하고 있고, 중력의 영향을 많이 받기 때문에 펌프 작용이 약해지면 혈액 순환을 돕기가 힘들어지고, 심장으로 돌아가지 못한 혈액의 일부는 세포 밖으로 새어 나와 머무르게 된다. 저녁때 다리가 붓는 것은 이 때문이다. 게다가 이 상태를 방치해 두면 세포 혈관을 더욱 압박하여 피로 물질이 쌓이게 된다. 그러면 혈액 순환이 점점 저하되어 대사량도 떨어질 수밖에 없다.

종아리의 붓기는 살찌기 쉬운 체질이라는 말과 같다. 그렇기 때문에 종아리를 날씬하게 만들고 싶다면 우선 붓기를 제거해야 한다.

앞에서도 말했듯이 부종은 밖으로 새어 나온 조직액이기 때문에 압력을 가하여 혈관이나 림프관으로 되돌려야 한다. 저녁때 심하게 붓는 사람은 하루에 몇 번이라도 종아리를 주물러 줄 필요가 있고, 취침 전에는 반드시 주물러 주어야 한다. 이것은 붓기를 남겨 두지 않고 오랜 시간 대사량을 저하시키지 않기 위해 꼭 필요한 것이다.

붓기가 가라앉으면 BM 엑서사이즈로 아름다운 종아리가 될 수 있도록 근육을 단련한다. 종아리 근육을 수축·이완시켜 약해진 펌프 작용을 회복하면 혈액 순환을 높일 수 있다. 근력을 활성화하여 펌프 작용을 정상적으로 유지하면 붓지 않는 종아리를 만들 수 있는 것이다.

붓기와 종아리는 밀접한 관계가 있다. 붓기가 살찌기 쉬운 체질을 만든다면 붓지 않는 종아리는 살찌지 않는 체질을 만든다.

다이어트를 할 때 붓기는 가장 큰 적이라 할 수 있다. 붓기를 제거하여 아름다운 종아리를 만들도록 하자.

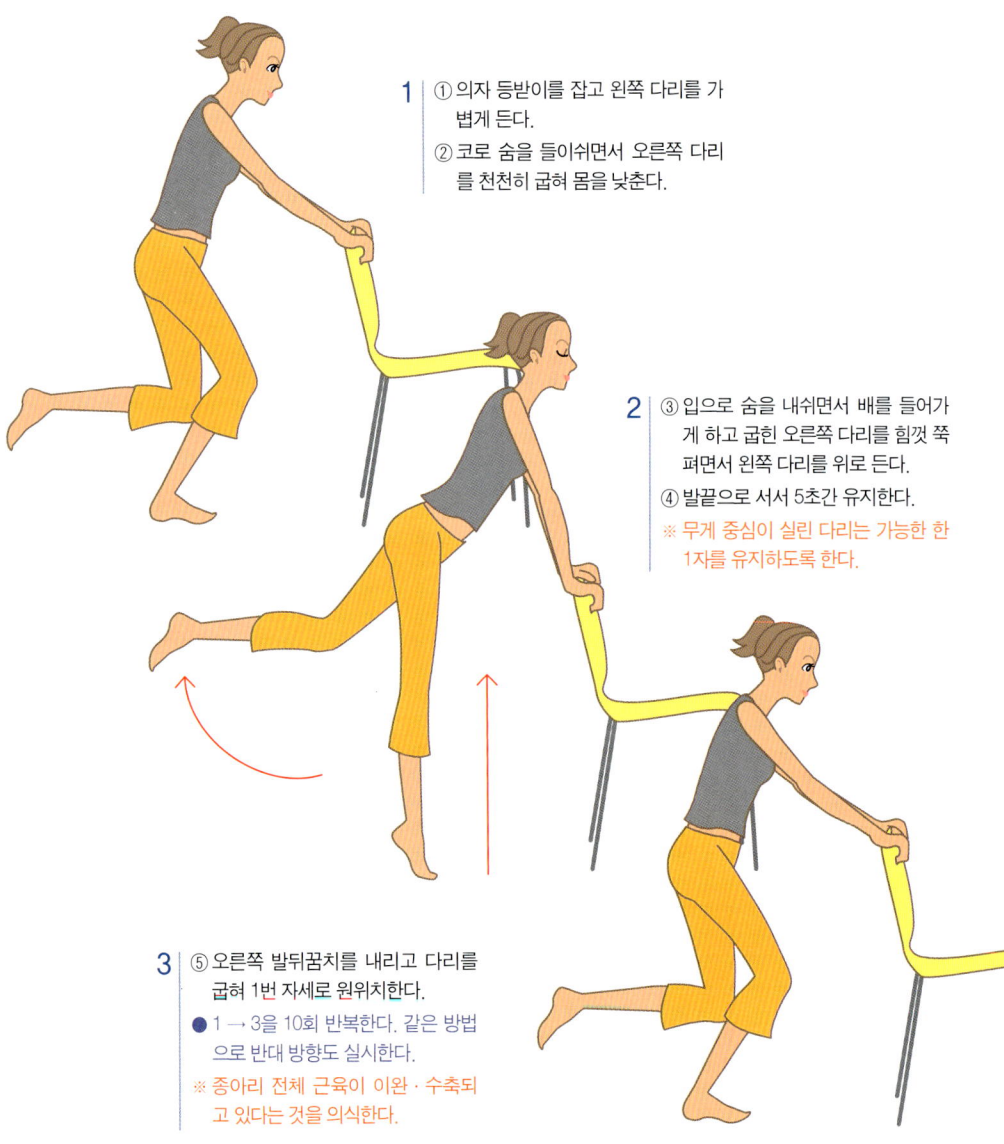

종아리
BM RESISTANCE

기본 BM RESISTANCE *1*

붓지 않는 아름다운 종아리를 만든다.

1 ① 의자 등받이를 잡고 왼쪽 다리를 가볍게 든다.
② 코로 숨을 들이쉬면서 오른쪽 다리를 천천히 굽혀 몸을 낮춘다.

2 ③ 입으로 숨을 내쉬면서 배를 들어가게 하고 굽힌 오른쪽 다리를 힘껏 쭉 펴면서 왼쪽 다리를 위로 든다.
④ 발끝으로 서서 5초간 유지한다.
※ 무게 중심이 실린 다리는 가능한 한 1자를 유지하도록 한다.

3 ⑤ 오른쪽 발뒤꿈치를 내리고 다리를 굽혀 1번 자세로 원위치한다.
● 1 → 3을 10회 반복한다. 같은 방법으로 반대 방향도 실시한다.
※ 종아리 전체 근육이 이완·수축되고 있다는 것을 의식한다.

가는 발목을 갖고 싶을 때

BM RESISTANCE *2*

종아리와 함께 발목도
아름답게 만들 수 있다.

1
① 허리를 펴고 오른쪽 다리를 의자 위에 올려
 놓는다.
② 양손을 머리 뒤에서 깍지 끼어 잡는다.
③ 자세를 바르게 하고 왼쪽 다리를 굽힌 채 상
 체를 낮춘다.
❖ 엉덩이 근육을 의식하면서 실시한다.

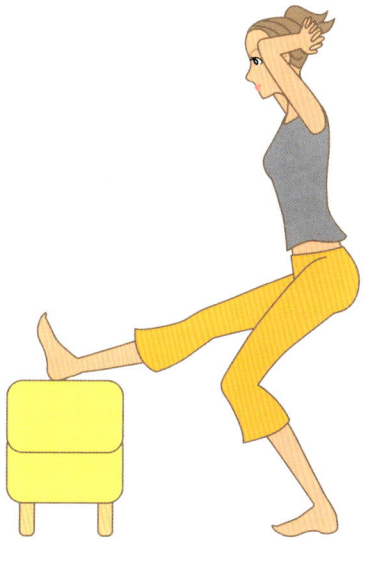

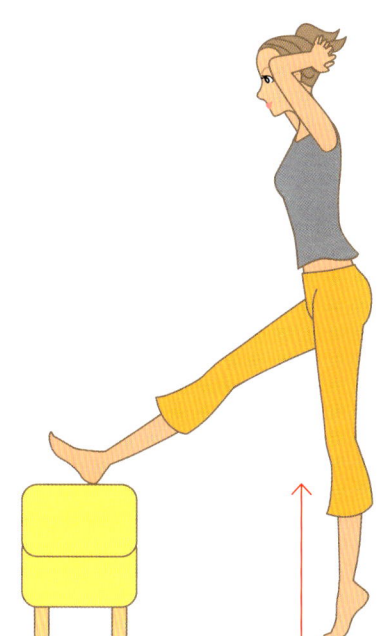

2
④ 굽힌 왼쪽 다리를 쭉 뻗고 발뒤꿈치를 들어
 올린다.
● 1 → 2를 10회 반복한다. 같은 방법으로 반대
 방향도 실시한다.

종아리
BM STRETCH

기본 *BM STRETCH 1*
모델 같은 이상적인 종아리를 만든다.

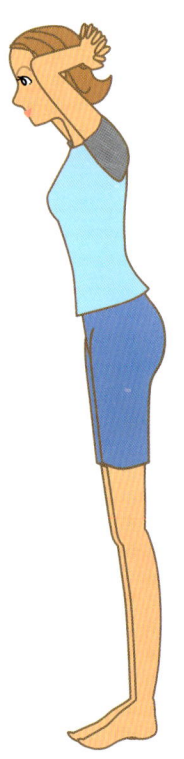
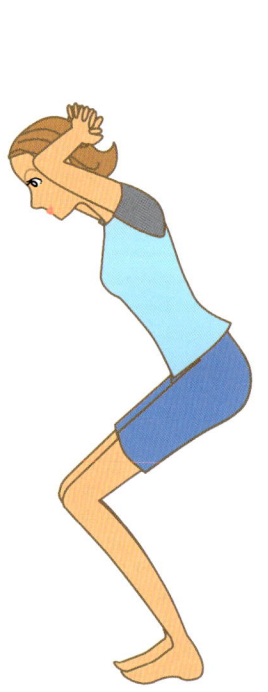
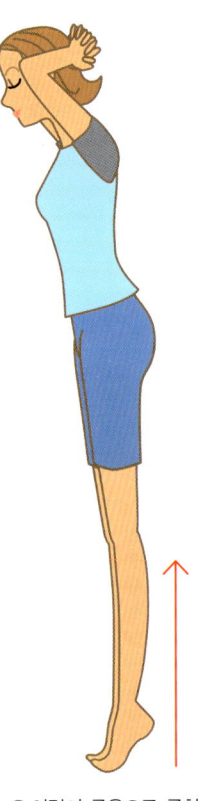

1
① 허리를 펴고 서서 양팔을 머리 뒤에서 깍지를 끼어 잡는다.
② 약간 앞으로 기울게 서서 중심을 발 앞쪽 끝에 오도록 한다.

2
③ 앞으로 약간 숙인 자세를 유지한 상태에서 양무릎을 굽혀 몸을 낮춘다.
※ 엉덩이 근육으로 상체의 체중을 지탱하고 있다는 것을 의식한다.

3
④ 엉덩이 근육으로 굽힌 양 무릎을 힘껏 쭉 편다.
⑤ 발뒤꿈치를 확실히 들어 올린다.

BM 스트레치

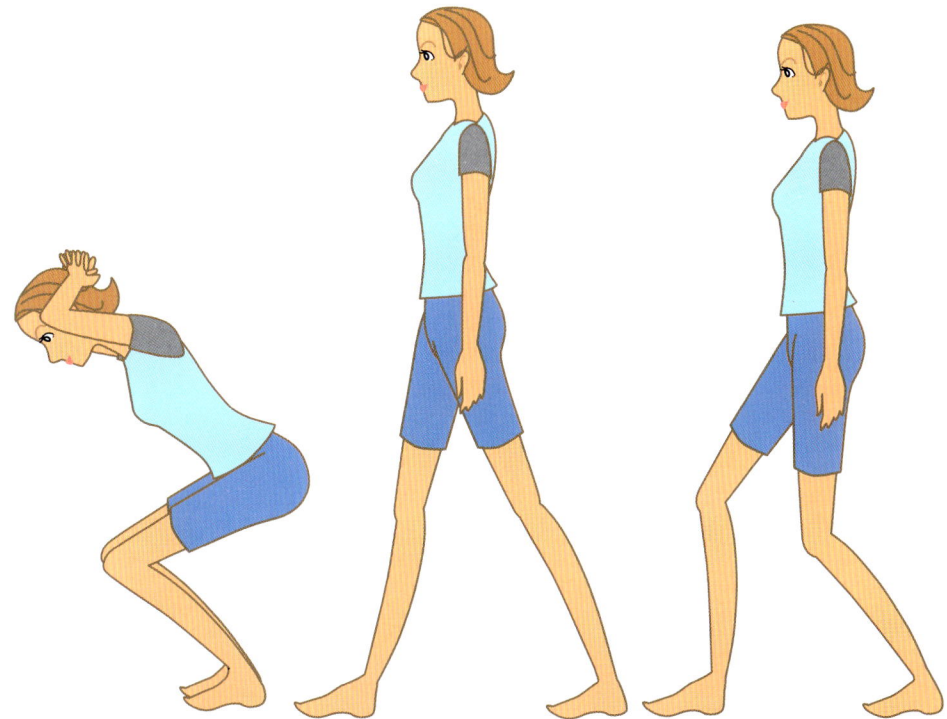

4 ⑥ 다시 무릎을 굽혀 몸을 낮추고 엉덩이 근육을 의식하면서 종아리를 이완시킨다.
● 1→4를 10회 반복한다.

5 ① 발을 앞뒤로 벌리고 뒤쪽 발의 뒤꿈치가 지면에 닿도록 한다.
② 종아리의 바깥쪽 비복근을 이완시켜 천천히 코로 숨을 들이쉰 후 입으로 내쉬면서 10초간 이 상태를 유지한다.

6 ③ 발을 앞뒤로 벌린 채 천천히 양무릎을 굽혀 몸을 낮춘다.
④ 종아리의 안쪽의 가자미근을 이완시키고 천천히 호흡을 하면서 10초간 이 상태를 유지한다.
● 5→6을 좌우 1회씩 실시한다.

종아리
BM MASSING

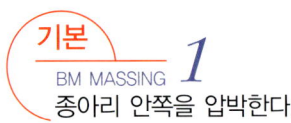

기본 1
BM MASSING
종아리 안쪽을 압박한다.

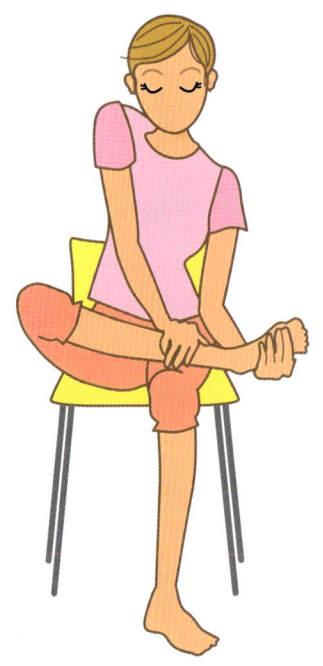

① 의자에 앉아 왼쪽 허벅지에 오른쪽 다리를 얹는다.
② 왼손으로 오른쪽 발등을 잡는다.
③ 오른손으로 정강이뼈 옆을 아킬레스건에서 무릎 뒷부분까지 손끝으로 3초씩 압박한다.
● 좌우 1회씩 실시한다.
※ 천천히 코로 숨을 들이쉬고 입으로 내쉬면서 완전히 체중을 실어 누른다.

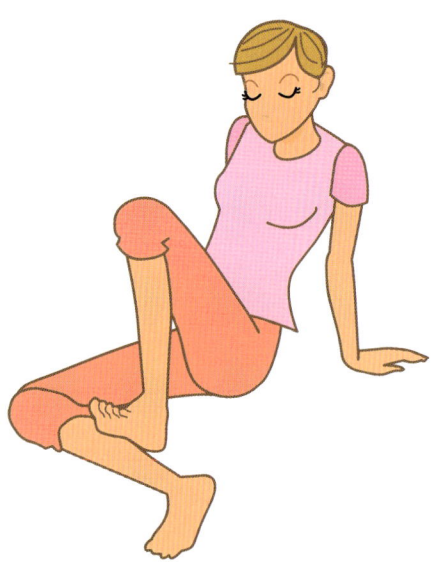

변형 동작 Variation

손쉬운 압박법

① 바닥에 앉아 양손을 몸 뒤쪽에 두어 몸을 지탱한다.
② 오른쪽 다리의 정강이뼈 옆을 아킬레스건에서 무릎 뒷부분까지 왼쪽 발뒤꿈치로 3초씩 압박한다.
● 좌우 1회씩 실시한다.
※ 엉덩이를 살짝 들면서 발뒤꿈치에 체중을 실어 운동하는 것이 요령이다.

걸으면 종아리가 부을 때

BM MASSING 2
종아리 뒤쪽을 밀면서 압박한다.

BM MASSING 3
종아리 바깥쪽을 밀면서 압박한다.

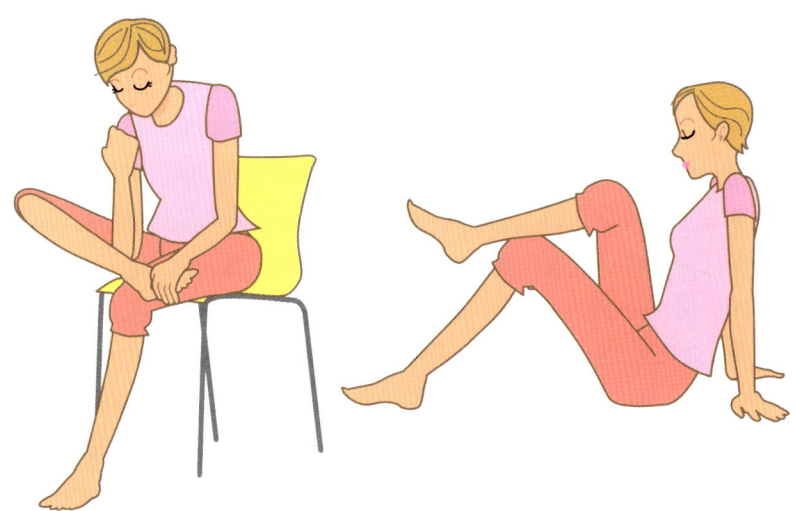

① 의자에 앉아 왼쪽 허벅지에 오른쪽 다리를 얹는다.
② 왼손으로 오른쪽 발등을 잡는다.
③ 오른쪽 팔꿈치 밑을 종아리 뒤쪽에 대고 힘을 가하며 코로 숨을 들이쉰다.
④ 입으로 숨을 내쉬면서 아킬레스건에서 무릎 뒷부분까지 3초 정도 밀면서 압박한다.
● 3회 반복한다. 같은 방법으로 반대 방향도 실시한다.

① 양쪽 무릎을 세우고 바닥에 앉아 양손을 뒤로 바닥에 대고 상체를 지탱한다.
② 왼쪽 무릎 위에 오른쪽 다리 아킬레스건의 바깥쪽이 닿도록 올린다.
③ 올린 상태에서 오른쪽 다리를 그대로 천천히 발끝까지 압박한다.
● 3회 반복한다. 같은 방법으로 반대 방향도 실시한다.

대사량을 높이는 효과 만점 보행법
아이바식 워킹

: 단기간에 효과적으로 운동할 수 있다

　문명의 발달과 함께 우리는 좀 더 편리한 생활을 하게 되었지만 그 부작용으로 운동 부족 현상이 나타나고 있다. 일상생활에서 하고 있는 운동은 고작해야 걷는 정도일 뿐이다. 이 때문에 무리 없이 할 수 있는 운동으로써 가능한 한 많이 걷자는 생각을 갖고 있는 사람이 적지 않다.

　그러나 단순히 걷는 것만으로는 운동량이 증가하지 않는다. 그리고 평소에 걷는 방법으로는 조금 많이 걷는다 해도 운동 효과를 크게 기대할 수는 없다. 또한 지금까지의 걷는 방법은 다소 문제가 있기 때문에 나이가 들어 감에 따라 대사량도 떨어진다.

　그동안 워킹 방법으로 소개된 대부분의 방법은 무릎을 펴고 발뒤꿈치부터 착지하는 것이었다. 그러나 이 방법은 관절에 무리가 가기 때문에 무릎이나 고관절이 다칠 우려가 있다. 게다가 착지할 때 추진 방향에 무리한 브레이크가 걸려 부드럽게 빨리 걸을 수도 없다.

　워킹에서는 속도도 매우 중요하다. 미국에서는 걷는 속도가 느릴수록 단명한다는 통계 조사도 있다. 천천히 걷는 방법으로는 아무리 시간을 들여도 에너지 소비량이 많지 않기 때문이다.

아이바식 워킹은 발바닥 전체로 착지하는 방법이다. 고관절의 가동 범위가 커지므로 엉덩이와 허벅지 근육에 의식적으로 자극을 줄 수 있으며, 쇠퇴한 근육의 기능 회복이나 근력의 발달에 의한 효과를 기대할 수 있다.

나아가 자신의 체중을 이용하여 단시간에 효과적으로 운동할 수 있으므로 대사량을 끌어올릴 수 있다. 자신의 체중을 이용하면 에너지 소비량은 훨씬 늘어난다. 이는 2kg짜리 덤벨(Dumb Bell)을 1m 이동시키는 것보다 50kg을 1m 이동시킨 쪽이 운동량이 많은 것과 같은 이치이다. 발바닥부터 지면에 착지하여 중력을 최대한 이용해 자신의 체중을 다리에 완전히 싣기 때문에 운동량이 늘어나는 것이다.

발을 올리고 보폭을 평소보다 반 폭 정도 넓게 하여 발바닥 전체로 착지하면서 일직선상을 걷는 방법이다.

이때 고관절의 가동 범위가 늘어나 엉덩이 근육과 대요근이 효과적으로 움직이기 때문에 탄력 있는 엉덩이를 만들 수 있다. 또한 허리 주위를 비틀게 되므로 날씬한 허리도 만들 수 있다. 나아가 근육의 가동 범위가 넓어지므로 대사량도 끌어올릴 수 있는 것이다.

요령을 확실히 파악하여 1초에 두 걸음 정도의 빠른 속도로 아이바식 워킹을 실천하도록 한다. 걷는 것만으로도 다이어트 효과를 실감할 수 있을 것이다.

아이바식 워킹
1초에 두 걸음 속도로 걷자

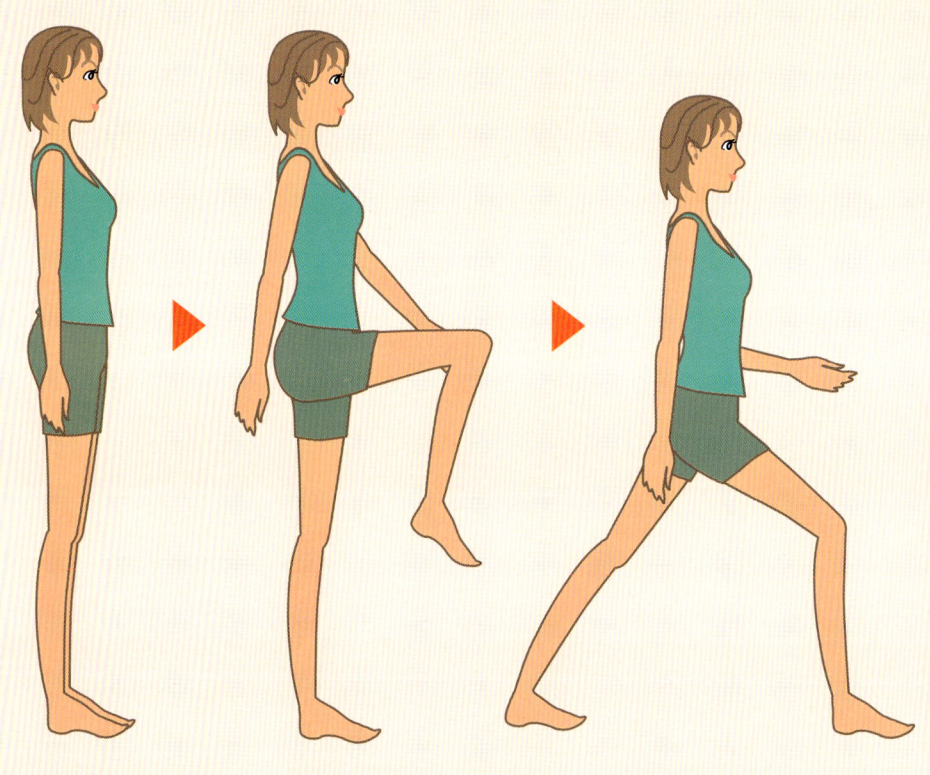

① 허리를 펴고 어깨 힘을 뺀 상태로 시선은 먼 곳에 둔다.

② 오른쪽 허벅지를 허리 높이까지 올려 무게 중심을 앞으로 이동시킨다. 팔꿈치를 가볍게 구부리고 팔은 자연스럽게 흔든다.

③ 보폭을 평상시보다 반 폭 정도 크게 하고 무게 중심이 되는 다리의 일직선상 위에 내딛는다. 발바닥 전체로 착지하고 무릎은 확실히 굽힌다. 왼쪽 엉덩이에 힘을 주고 무게 중심을 앞으로 이동한다.

상반신과 하반신이 자연스럽게 비틀어지기 때문에 허리 운동이 된다. 또한 대둔근을 의식적으로 사용하기 때문에 탄력 있는 엉덩이를 만드는 데도 효과 만점이다. 숨을 내뱉을 때는 배를 들어가게 하는 것이 포인트.

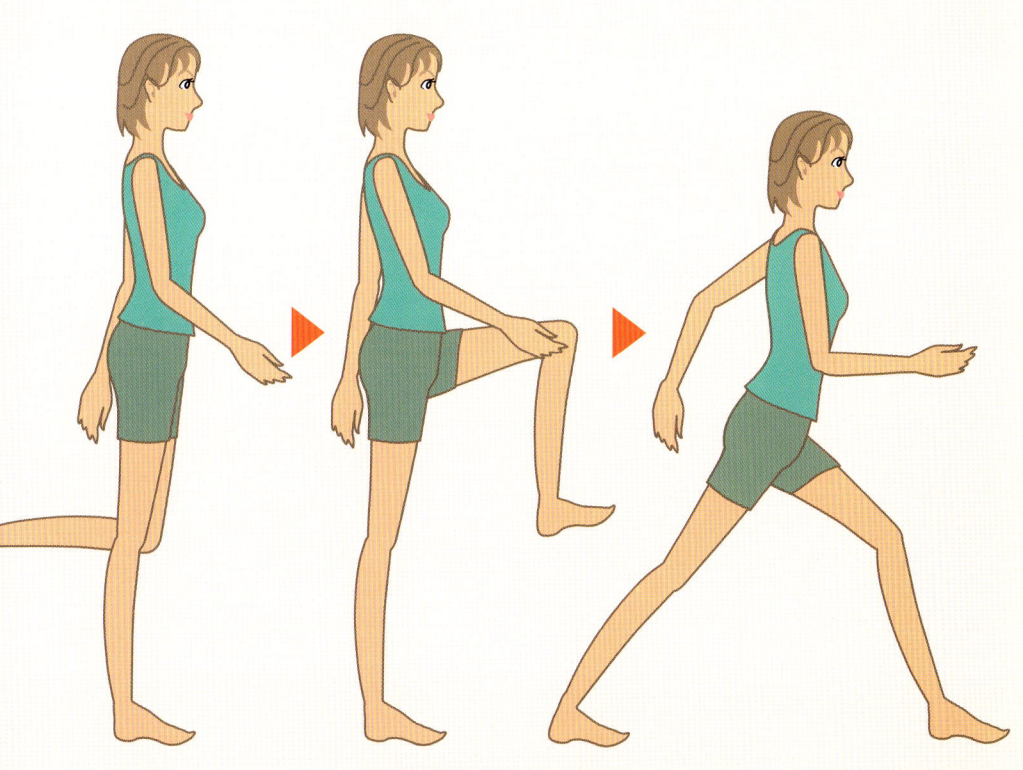

④ 착지한 오른쪽 다리로 체중을 실어 지탱하면서 고관절을 중심으로 왼쪽 허벅지를 앞으로 이동한다.

⑤ 왼쪽 다리도 같은 방법으로 올린다. 허벅지는 가능한 한 높이 올리도록 한다.

⑥ 왼쪽 다리를 일직선상에 크게 내딛는다. 허벅지와 엉덩이 근육으로 완전히 체중을 지탱하도록 한다.

BM 엑서사이즈 다이어트 기본 운동법 일람

기능 회복 프로그램 편

어깨 결림을 해결하고 살찌지 않는 체질로 → P38

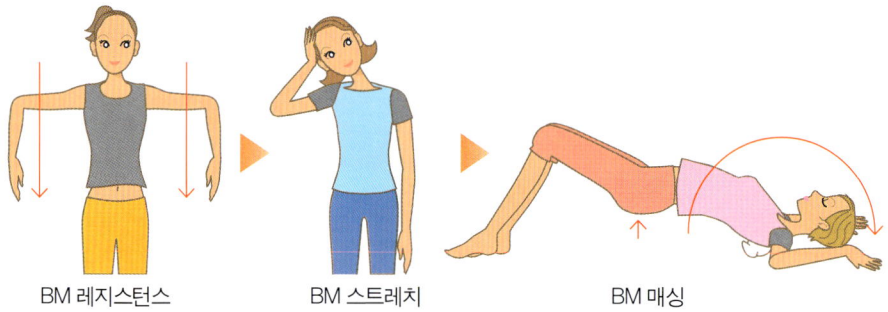

BM 레지스턴스 / BM 스트레치 / BM 매싱

요통을 잡으면 내장 지방도 잡힌다 → P46

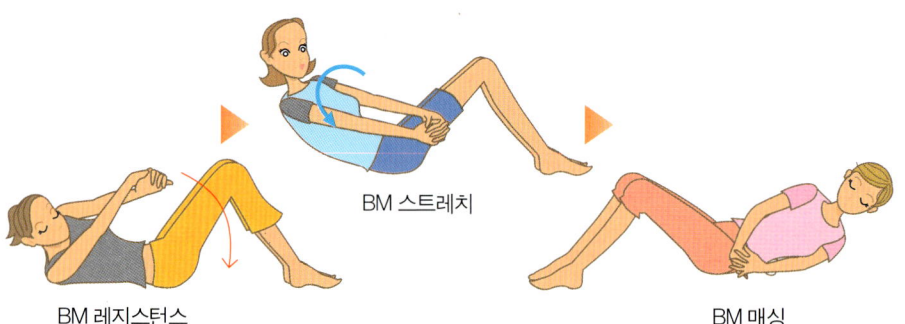

BM 레지스턴스 / BM 스트레치 / BM 매싱

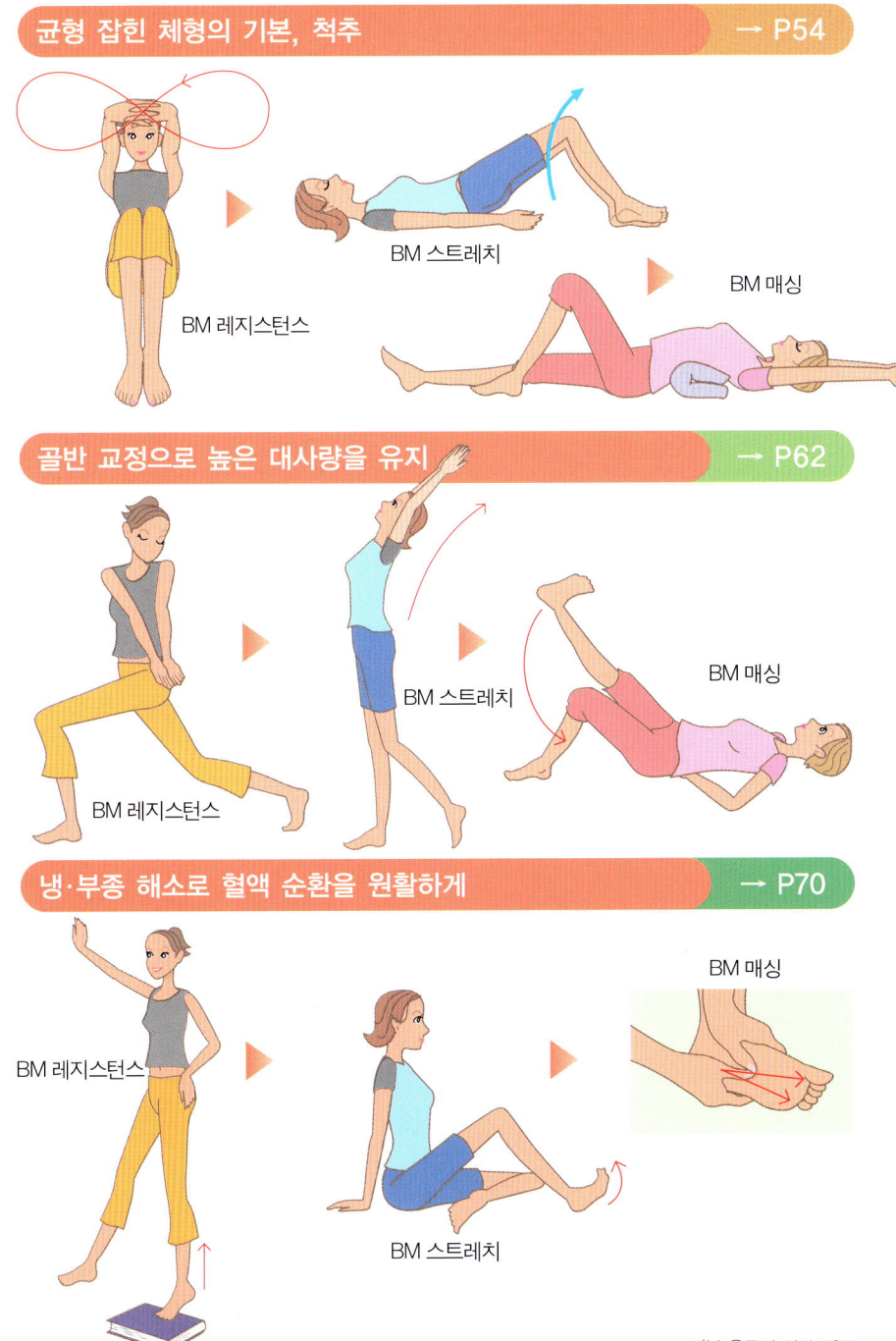

BM 엑서사이즈 다이어트 **기본 운동법 일람**

부위별 탄력 있는 몸매 만들기 편

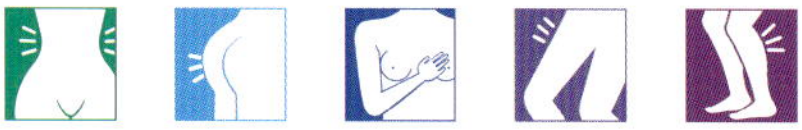

탄탄한 아랫배와 S라인 허리 → P80

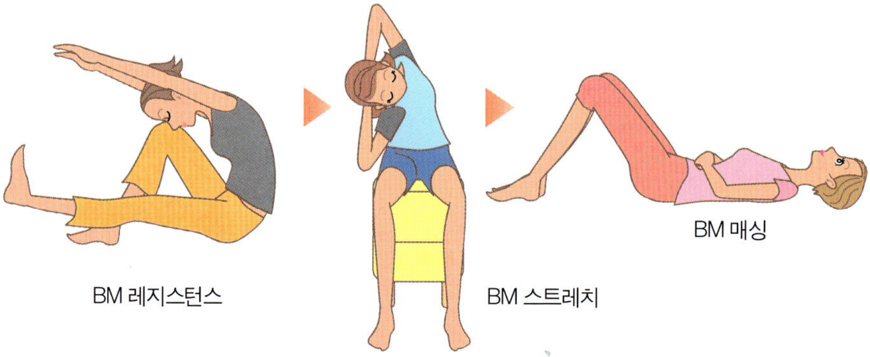

BM 레지스턴스 ▶ BM 스트레치 ▶ BM 매싱

탱탱하고 섹시한 엉덩이 → P88

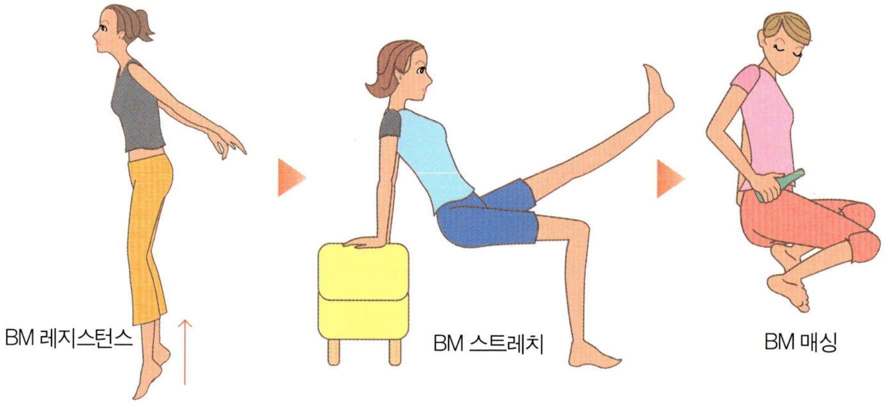

BM 레지스턴스 ▶ BM 스트레치 ▶ BM 매싱

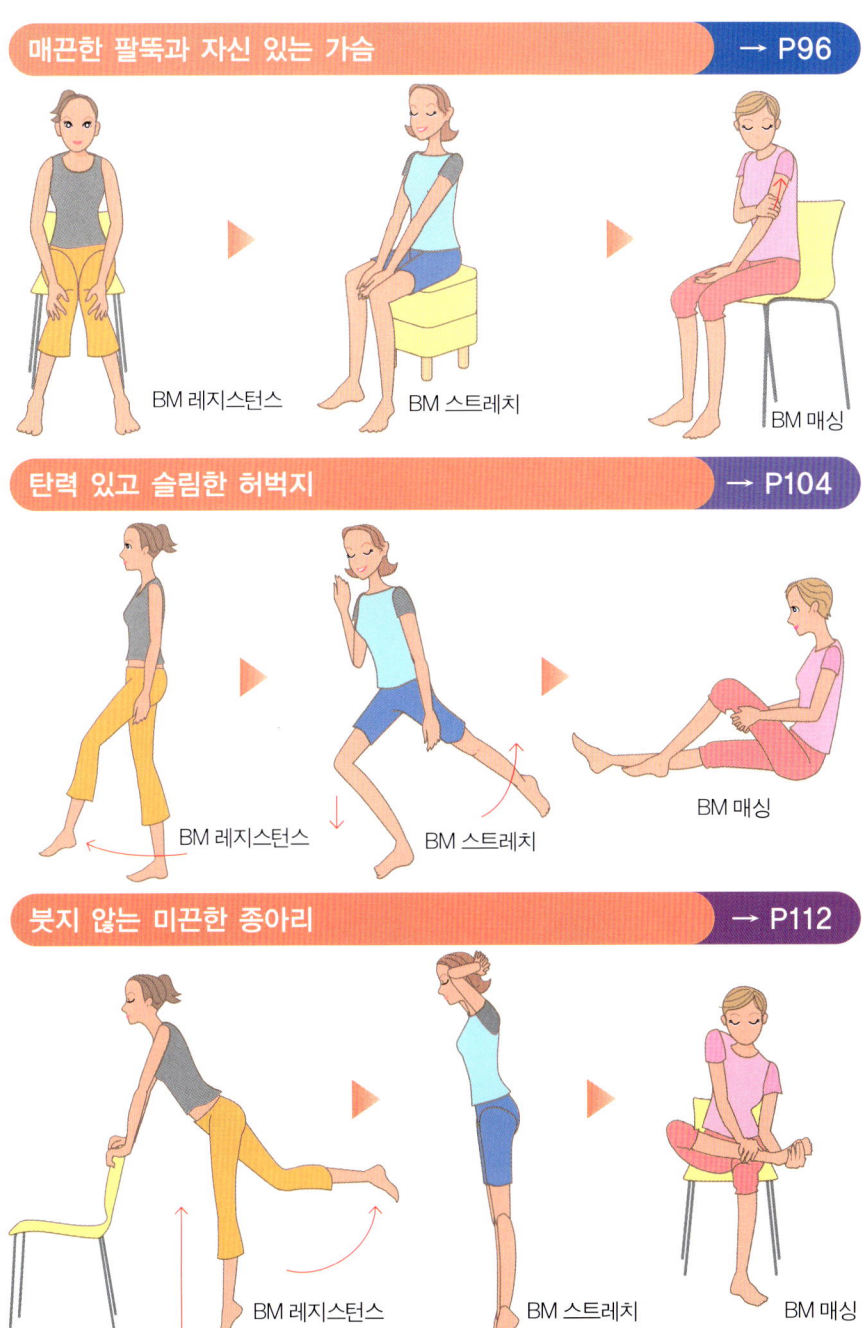

지은이 _ 아이바 히데나오(饗庭秀直)

1958년 군마(群馬) 현 출생.
호세이(法政) 대학 경영학부를 졸업했으며, 학창 시절에는 육상부에 소속되어 춘계 대회 겸 모스크바 올림픽 대표 선수 선발 대회(현 일본 그랑프리 최종선) 400m 경주에서 우승했다. 센트럴스포츠 사(社)에 입사한 뒤 피트니스 클럽인 코퍼레이트 피트니스를 설립·운영하였다. 그 후 체형 관리 학원을 설립하여 건강 유지를 위한 세계를 마련하고, 선수들의 체력 관리를 기반으로 한 프로그램의 개발과 독자적인 건강 다이어트 이론을 제시하는 등 다양한 분야에서 활동하고 있다. 다양한 TV 방송 프로그램에 인기 있는 패널로 참여하고 있으며, 《일본 경제 헬스》 《Trazen》 등의 잡지에 칼럼을 연재하고 있다.
지은 책으로 《1분간 BM 스트레치 다이어트》《다이어트로 탄력을! 5초간 BM 레지스턴스 다이어트》《1분간 & 5초간 BM 다이어트》 등이 있으며, 현재 이바라기 대학 교육학부 강사로 재직 중이다.

옮긴이 _ 김문정

이화여자대학교 졸업
한양대학교 국제대학원과 이화여자대학교 통·번역대학원을 졸업하고 번역가로 활동 중이다.
옮긴 책으로 《40세에 회사에서 살아남기 위한 전략》《철학의 샛길》《BM 엑서사이즈 다이어트》《생주스 다이어트 건강법》 등이 있다.

하루 10분 스트레칭으로 군살 없는 몸매 만들기

초판 1쇄 발행 | 2006년 7월 10일
초판 2쇄 발행 | 2007년 1월 10일

지은이 | 아이바 히데나오
옮긴이 | 김문정
펴낸이 | 양동현

펴낸곳 | 도서출판 아카데미북
출판등록 | 제13-493호
주소 | 서울 성북구 동소문동4가 124-2
대표전화 | 02)927-2345 팩시밀리 | 02)927-3199
이메일 | academy@academy-book.co.kr

ISBN | 89-5681-053-2 13590

잘못 만들어진 책은 구입한 곳에서 바꾸어 드립니다.

KETTEIBAN "BM" EXERCISE DIET
Originally published in Japan by Shufunotomo Co., Ltd. Tokyo
Copyright ⓒ 2003 Hidenao Aiba
All rights reserved.
Korean translation right ⓒ 2006 Academybook.
Korean translation rights arranged with Shufunotomo Co., Ltd. Tokyo
throught PLS Agency, Seoul.

본 저작물의 한국어판 저작권은 PLS를 통한 원저작권자와의 독점 계약으로
도서출판 아카데미북에 있습니다. 신저작권법에 의하여
한국 내에서 보호를 받는 저작물이므로 무단으로 전재하거나 복제하는 일을 금합니다.

www.academy-book.co.kr